Hefepilze im Körper

Beschwerden, Therapien, Lebenshilfen.

Dr. med. Siegfried Dörfler

sanitas ratgeberverlag

Anschrift des Verfassers
Dr. med. Siegfried Dörfler
Praktischer Arzt, Allergologie
Entenweg 13, 83513 Wasserburg/Inn

Medizin als Wissenschaft ist ständig im Fluß. Forschung und klinische Erfahrung
erweitern unsere Kenntnisse. Soweit in diesem Buch eine Dosierung zu einem
Medikament genannt ist, darf der Leser darauf vertrauen, daß der Autor diese
nach dem Wissensstand bei Drucklegung angegeben hat. Jeder Leser ist jedoch
dringend aufgefordert, Beipackzettel der Präparate zu überprüfen und festzustellen,
ob die dort gemachten Angaben mit denen im Buch übereinstimmen.

ISBN   3 - 9804994 - 6 - 4

3,. komplett überarbeitete Auflage März 1998
Copyright: Dr. med. Siegfried Dörfler, Wasserburg/Inn
Alle Rechte vorbehalten.
Nachdruck, auch auszugsweise, sowie Verbreitung durch Film, Funk und
Fernsehen, durch fotomechanische Wiedergabe, Tonträger und
Datenverarbeitungssysteme jeder Art nur mit schriftlicher Genehmigung
von Autor und Verlag.

Umschlaggestaltung: Scarabaeus Dialogwerbung, Taxisstr. 49, 83024 Rosenheim
Grafiken und Tabelle auf Seite 120 bis 123: Scarabaeus Dialogwerbung
Umschlagausführung: Simon - Die Druckerei, Rosenheim
Druck Innenteil: Druckerei Neuburger, Wasserburg/Inn

Meiner Frau Monica gewidmet

Danksagung

Besonderer Dank gilt meiner Frau Monica für die vielen Stunden, die sie ohne mich verbringen mußte, aber auch die vielen Fragen und Aufmunterungen, mit denen sie die Entstehung dieses Buches und seine zwischenzeitlich zwei Überarbeitungen begleitete.

Weiteren Dank möchte ich meinen Patienten aussprechen, deren breite Palette an Beschwerden mir den Anstoß gab, mich mit dem Thema und seiner Tragweite so intensiv auseinanderzusetzen.

Herr Kunz von Scarabaeus Dialogwerbung hat durch seinen unermüdlichen Einsatz ein termingerechtes Erscheinen der Neuauflage ermöglicht, wofür ich ihm ganz besonders danke.

Inhaltsverzeichnis

Seite

Inhaltsverzeichnis... *1*

Tabellenverzeichnis... *7*

Vorwort der ersten Auflage... *8*

Geleitwort zur 3. Auflage... *9*

Vorwort zur 3. Auflage.. *10*

1.   Entstehung der Pilzerkrankung............................... *13*

    1.1.   Pilze - Freund und Feind................................**13**

    1.2.   Viele Beschwerden - eine Ursache..............**15**

    1.3.   Pilzsystematik...**17**
        Hefepilze 17
        Milchschimmel (Geotrichum candidum).............. 17
        Schimmelpilze.. 18
        Dermatophyten 19

    1.4.   Pilze -   wie schädigen sie uns?....................**20**

    1.5.   Pilze -   wie bekommt man sie?....................**22**

    1.6.   Risikofaktoren, gefährdete Personengruppen **24**
        Waagemodell, Pathogenitätsfaktoren 24
        Antibiotika... 28
        Störungen der Darmflora..................................... 29
        Ernährung.. 30
        Antibabypille, Schwangerschaft........................... 31

Kortison 31
Diabetes mellitus 32
Giftbelastungen, chronische Krankheiten, geschwächtes
    Immunsystem 32
Fehl- und Mangelernährung 34
Streß 35
Mangelnde Hygiene 35

**1.7. Immunsystem - Mittler zwischen Pilz und
Beschwerden** **36**
Erhöhung der Allergiebereitschaft 37
Reaktion auf abgestorbene Pilzteile 43

2. *Mögliche Beschwerdebilder* *44*

2.1. Blähbauch **45**

2.2. Kurzatmigkeit, Herzbeschwerden **45**

2.3. Verdauungsbeschwerden **46**

2.4. Jucken am Darmausgang **46**

2.5. Entzündungen an Scheide, Harnblase und Eileitern **48**

2.6. Chronische Entzündung der Vorsteherdrüse **49**

2.7. Sexuelle Unlust **50**

2.8. Hauterscheinungen **50**

2.9. Leberschädigung **52**

2.10. Heißhunger, Unterzucker, Übergewicht **53**

2.11. Gelenk-, Muskelschmerzen **54**

2.12. Ständige Müdigkeit, psychische Erscheinungen **55**

2.13. Schlechte Haut, Akne, Haarwuchsstörungen **56**

2.14. Allergische Reaktionen **56**

3. Notwendige Untersuchungen..**58**

    3.1. Stuhluntersuchung..58

    3.2. Abstriche von Zunge, Haut und Schleimhäuten.......61

    3.3. Blutuntersuchungen 62

    3.4. Urinuntersuchungen...65

    3.5. Untersuchung des Prostatasekrets 66

    3.6. Untersuchung der Familienmitglieder......................66

    3.7. Bioenergetische Testung...67

4. Allgemeines zur Behandlung **69**

    4.1. Das Eisenbahnmodell 70

    4.2. Die fünf Säulen..73

    4.3. Bioresonanzbehandlung...74

    4.4. Colon-Hydro-Therapie...76

    4.5. Entgiftungsbehandlung 77

           Vermehrte Flüssigkeitszufuhr 78

           Medikamentöse Unterstützung der Entgiftung...................... 80

    4.6. Unterstützende Behandlungsverfahren.....................81

           Orthomolekulare Medizin 81

           Teezubereitungen 83

           Heilfasten 84

           Propolis 85

           Aloe 85

           Teebaumöl... 85

           Kaffeekohle mit Myrrhe.. 86

           Lactulose 86

    4.7. Dauer der Behandlung 87

5. Medikamentöse Behandlung **88**

   5.1. Vorbemerkung **88**

   5.2. Nystatin **89**
      Nystatintabletten, -dragees 90
      Nystatin-Suspension 91

   5.3. Weitere örtlich wirkende Medikamente **93**

   5.4. Systemisch wirksame Mittel **94**
      Ketoconazol (Nizoral®) 95
      Itraconazol (Sempera®, Siros®) 95
      Fluconazol (Fungata®, Diflucan®) 96

   5.5. „Aufbau der Darmflora" **96**
      Medikamente 97
      Milchzucker 98
      Lactulose 98

   5.6. Kontrolluntersuchungen **98**

6. Sinnvolle Ernährungsumstellung **100**

   6.1. Vorbemerkungen **100**
      Spaß am Essen 101
      Zucker, Kohlenhydrate 102
      Ballaststoffe 103
      Gemüse und Salat 104
      Obst 104
      Fruchtzucker 105
      Getränke 105
      Nahrungsmittelzusatzstoffe 105
      Süßstoffe 106
      Andere Süßungsmittel 106
      Essig 107
      Hefeprodukte 107
      Dauer der Ernährungsumstellung 107

6.2. Stufenplan..**109**

Vorbereitung... 109

Behandlungsphase... 112

Stabilisierungsbehandlung................................. 114

6.3. Kleines Zuckerlexikon.............................**114**

6.4. Geeignete und ungeeignete Nahrungsmittel............**118**

6.5. Hinweise zu einzelnen Nahrungsmittelgruppen......**119**

Brot 119

Kleiner Ausflug ins Lebensmittelrecht................... 124

Müsli für Frühstück und zwischendurch................. 124

Getreide... 126

Kleine Mehlkunde... 129

Gemüse.. 130

Fleisch... 132

Fisch... 133

Öle, Fette... 133

Eier 134

Milch und Milchprodukte.................................. 135

Obst 136

Getränke... 136

7. Vorbeugung.. 137

7.1. Hygienische Maßnahmen...............................**138**

Körperpflege 138

Monatshygiene 138

Vaginalhygiene... 139

Zahnpflege.. 140

Zahnprothesen und Zahnspangen......................... 140

Haarpflege 141

Brusthygiene beim Stillen 141

Babypflege 142

Wäschepflege 142

Bad, Dusche, Toilette....................................... 143

5

7.2.	**Ernährung** **144**

7.3.	**Entlastung und Kräftigung des Immunsystems** **144**

Nahrungsallergien; Bioresonanzbehandlung 144
Stärkung und Entlastung von Immunsystem und Darmflora. 146
Orthomolekulare Medizin 146
Obstessig 147
Bakterienpräparate 147
Lactulose 147
Ölziehen 147
Abhärtung.. 147
Entspannungsübungen... 148

7.4.	**Sinnvolle Behandlung leichter Erkrankungen** **148**

7.5.	**Gebrauch mentaler Kräfte** **149**

8. *Nachwort* *153*

9. *Glossar* *154*

10. *Adressen* *158*

11. *Literaturhinweise* *160*

12. *Stichwortverzeichnis* *163*

Tabellenverzeichnis

	Seite
Systematik der Pilze	18
Mögliche Ansteckungswege	23
Waagemodell	25
Risikofaktoren	28
Die Lymphozyten	39
IgE und Histaminausschüttung	40
Candida und Immunsystem	42
Mögliche Beschwerdebilder	47
Untersuchungsverfahren	60
Berücksichtigung der Gesamtsituation	70
Modell Eisenbahnzug	71
Antipilz-Medikamente	93
Goldene Regeln der Ernährung	101
Stufenplan	110
Dosierungsschema Nystatin	113
Geeignete sowie ungeeignete Nahrungsmittel	120
Candida-Müsli	125
Gar- und Quellzeiten	128

Vorwort der ersten Auflage

Seit ein paar Jahren sind sie ins Gerede gekommen: Die Pilze an und in unserem Körper. Dabei handelt es sich verständlicherweise nicht um die Pilze von Wald und Wiese, sondern vielmehr um sogenannte Mikropilze, die wir nur selten wahrnehmen. Einiges konnte man in jüngster Zeit über Pilzerkrankungen lesen. Doch leider wird das Zeitthema nicht immer auf widerspruchslose oder vollständige Weise aufgegriffen.

Das vorliegende Buch will einen umfassenden Überblick geben, welche Pilzarten in unserem menschlichen Körper vorkommen bzw. welche wir von außen gewollt oder ungewollt zuführen, was sie bewirken und wie sie im krankmachenden Fall behandelt werden können. Dabei werden die Möglichkeiten der Schulmedizin ebenso aufgezeigt wie die der Ganzheitsmedizin, die sich zusehends etabliert und den "ganzen Menschen" in seinem gesamten Umfeld berücksichtigt. Somit werden Ihnen in diesem Buch wertvolle Tips zur Vorbeugung (Prävention) und zur eigenen unterstützenden Behandlung durch Umstellung Ihrer Lebensgewohnheiten gegeben. Dazu zählen unter anderem die richtige Ernährung und geistige Einstellung zur Gesundung Ihres Körpers. Denn diese sind einflußreiche Kräfte, mit denen Sie Ihren Körper schonend aber wirkungsvoll vor den krankmachenden Pilzen schützen können.

Der Verlag freut sich in jedem Falle über eine Resonanz der Leser. Erfahrungen, Ideen und Anregungen jeglicher Art werden dankbar und konstruktiv aufgenommen, um in einer Folgeauflage Beachtung zu finden.

Wasserburg, 29. Januar 1996

Geleitwort zur 3. Auflage

Wenn bei einem Buch bereits nach 2 Jahren eine dritte Auflage notwendig wird, weil die zweite bereits vergriffen ist - und das ohne den Werbeaufwand eines großen Verlags - so ist dies ein Hinweis auf die große Bedeutung des Themas und die Qualität seiner Bearbeitung durch den Autor.

Dr. Dörfler versteht es ausgezeichnet, die teilweise schwierigen Zusammenhänge in einer klaren und verständlichen Sprache darzulegen. Dadurch erhält der interessierte Leser innerhalb kurzer Zeit einen umfassenden Überblick über eines der in der Medizin umstrittensten Themen: die Existenz einer den Körper und die Seele betreffenden Erkrankung, ausgelöst durch die Infektion mit Hefepilzen, zumeist durch Candida albicans.

Als Arzt für Frauenheilkunde und Geburtshilfe werde ich beinahe täglich mit der Zunahme des Beschwerdebildes im gynäkologischen Bereich konfrontiert. Die Erscheinungen auf der psychischen Ebene aber auch in Organbereichen, die bisher nur selten mit der Hefepilzerkrankung in Verbindung gebracht wurden (z.B. Gelenke, Leber), sind äußerst vielfältig und teilweise noch nicht ausreichend erforscht und dokumentiert. Gerade dieser Umstand ist einer der zentralen Kritikpunkte der sogenannten Schulmedizin an denjenigen Ärzten, die sich dieses Krankheitsbildes annehmen.

Dem Autor gebührt hierbei das Verdienst, sich neben dem Praxisalltag der erheblichen Mühe einer Veröffentlichung zu unterziehen und ohne die Rückendeckung einer großen Institution die teilweise harte Kritik auf sich zu nehmen. Der Erfolg des Buches gibt ihm recht. Ich wünsche der zweiten, um einige aktuelle Entwicklungen der Labordiagnostik erweiterten Auflage eine rasche Verbreitung. Lesern und Patienten wünsche ich einen erfahrenen und verständnisvollen Therapeuten für die Überwindung ihrer Erkrankung.

Prof. Dr. med. Volker Zahn, Frauenarzt, Umweltmediziner, Leiter der Frauenklinik am St. Elisabeth Klinikum, Straubing.

Vorwort zur 3. Auflage

„Warum eine komplette Überarbeitung und Neuauflage und nicht einfach ein Nachdruck der zweiten Auflage?" werden Sie fragen. Die Antwort ist einfach:

In immer kürzer werdenden Abständen werden neue wissenschaftliche Belege dafür vorgelegt, daß Candida albicans nicht der völlig harmlose Begleiter unserer Darmbakterien ist, als der er häufig bezeichnet wird. Er ist dies nur so lange, wie unser Immunsystem ihn in Schach zu halten vermag. Auch nur vorübergehende Schwächen des Abwehrsystems erlauben es diesem sehr anpassungsfähigen Hefepilz, sich innerhalb kürzester Zeit rasch zu vermehren, sich an der Darmwand festzusetzen und dort seine Kolonien zu bilden. Dies ist der erste Schritt zur Infektion des Körpers. Die weiteren Akte im Drama der Hefepilz-Infektion spielen sich im Abwehrsystem des Körpers selbst ab. Dieses besteht einerseits aus einem ausgewogenen Zusammenspiel vieler verschiedener Darmbakterien und zum anderen aus einer Reihe unterschiedlicher Abwehrzellen, die im Blut, vor allem aber in den Geweben ihre Aufgaben wahrnehmen.

Im Bereich der Darmflora, also im Zusammenspiel der Darmbakterien führt Candida albicans durch einen harten Verdrängungskampf zu einer empfindlichen Beeinträchtigung der örtlichen Abwehr, was wiederum seine eigene Vermehrung begünstigt. Über bestimmte Zellen der Darmwand (M-Zellen) gelangt der Hefepilz im Kontakt mit den Abwehrzellen (Lymphozyten). Hier geschieht nun etwas sehr Raffiniertes: die Reifung und Teilung der Helferzellen wird beeinträchtigt mit dem Ergebnis, daß einerseits die Abwehr gegenüber Candida albicans schlechter wird und andererseits die Allergieneigung zunimmt. Neueste Daten konnten dies auf molekularer und auf zellulärer Ebene beweisen.

Gerade solche, wie ich finde, spannenden Erkenntnisse machen es mir als Autor eigentlich unmöglich, ein Buch einfach nur nachzudrucken, wenn es ausverkauft ist. Dies würde bedeuten, Ihnen als interessiertem Leser aktuelle und wichtige Informationen vorzuenthalten.

Als kleiner Verlag, der sich den Themen chronische Krankheiten, Allergien, alternative Heilmethoden und so weiter verschrieben hat, leisten wir uns hiermit den Luxus, Ihnen ein komplett neu überarbeitetes Buch vorzulegen.

Eine besondere Motivation ergab sich auch aus der hervorragenden Aufnahme des Buches durch die Leser und vor allem auch durch Fachleute, zu denen man Herrn Prof. Zahn aus Straubing wohl zählen darf. In diesem Sinne wünsche ich Ihnen eine gewinnbringende Lektüre der Neuauflage.

Wasserburg/Inn, 10. März 1998

12

1. Entstehung der Pilzerkrankung

1.1. Pilze - Freund und Feind

Es gibt etwa 100 verschiedene Pilzarten, die in und am menschlichen Körper wachsen und ihm auch schaden können. Doch man darf sie nicht generell verunglimpfen, denn nur in bestimmten Fällen machen sie uns krank. Ob sie uns wohl oder schlecht gesonnen sind, hängt ab von ihrer Art und Anzahl sowie von unserer gesundheitlichen Verfassung, sprich vom Zustand unserer körpereigenen Abwehrkräfte - unserem Immunsystem. Die Bedeutung dieses Gleichgewichts zwischen „Angriff" und Abwehr wird noch eingehend zu besprechen sein.

Beginnen wir mit den Pilzen, die wir aus dem alltäglichen Leben kennen, und ohne die es einige schmackhafte Nahrungsmittel nicht gäbe. Bierhefe und Backhefe zum Beispiel sind wegen ihrer „treibenden" Kräfte beliebt. Edelschimmelpilze im Käse sorgen in Camembert, Brie oder Roquefort für angenehme Gaumenfreuden. Speisepilze sind begehrte Leckerbissen, auf die wir ebenfalls nicht verzichten möchten.

Bierhefe
Backhefe
Edelschimmel
Speisepilze

Aber es existieren auch andere Pilze, die sich zu wahren Plagegeistern und zu gefährlichen Parasiten für den Menschen entwickeln können. Eines haben sie alle gemeinsam: Sie können ohne Nährboden oder einen sogenannten Wirt nicht leben. Ohne ihn bekommen sie keine Nahrung und sind nicht imstande, sich weiterzuentwickeln und fortzupflanzen. Nährboden kann beim Bäcker das Mehl und der Zucker, beim Brauer das

Der Mensch als Wirt

Malz sein. In der freien Natur sind es oft abgestorbene Pflanzenteile, Kot oder Tierkadaver. In vielen Fällen ist der Mensch oder das Tier der lebende Organismus, der als Wirt den Lebensraum und die Nährstoffversorgung bereitstellt.

Der Zustand, daß sich Hefepilze, z.B. der Gattung Candida albicans im Darm des Menschen befinden, ist noch nicht gleichzusetzen mit einer Infektion, die dann auch entsprechende Beschwerden auslösen kann. Candida lebt bei vielen Menschen „kommensalisch" im Darm als Begleiter der Darmflora. Erst wenn das örtliche oder das gesamtkörperliche Immunsystem nicht mehr voll funktionstüchtig ist, kann aus dem Begleiter („Kommensale") ein Parasit werden.

Kommensale oder Parasit

Tritt dieser Zustand beim Menschen ein, dann spricht man von einer Pilzinfektion, bei der folgendes passiert: Die Pilze halten sich über chemische Stoffe an den menschlichen Körperzellen, zum Beispiel der Darmschleimhaut, fest. Dieses Phänomen nennt man „andocken", da die Anhaftung so stark ist, daß selbst

Pilze docken an

mechanische Einwirkung, wie zum Beispiel Reibung, die Pilze nicht vollständig von den Körperzellen lösen kann. Das macht eine Pilzinfektion meist hartnäckig und langwierig. Davon abzugrenzen ist der zunächst harmlose Eintritt beispielsweise eines Hefepilzes in den Magen-Darmtrakt ohne das besagte Andocken. Die Ausscheidung von Pilzen mit dem Stuhl ist nicht automatisch mit einer krankmachenden Pilzinfektion gleichzusetzen. Diese beiden Zustände und ihre Übergänge zu differenzieren ist Aufgabe einer aufwendigen Diagnostik und einer kritischen Bewertung der Ergebnisse. Davon wird noch ausführlich die Rede sein.

Zu Komplikationen im Rahmen einer Pilzinfektion kann es unter anderem dann kommen, wenn die Pilze im Darm nicht genügend Nahrung, zum Beispiel Zukker, bekommen. Sie können sich dann förmlich durch die Darmschleimhaut bis in die Blutgefäße hindurcharbeiten, um sich von dem im Blut gelösten Zucker zu ernähren. Dabei besteht die Gefahr des Übertritts der Pilze in die Blutbahn mit nachfolgender Ausbreitung in andere Organe. Diese Vorstellung hat in den letzten Jahren zu der Warnung vor allzu strengen Fastenkuren und vor dem Heilfasten geführt. Zwischenzeitlich weiß man jedoch, daß Heilfasten möglich ist, sollte der Pilzbefall im Darm nicht gravierend bzw. eine gute Behandlung eingeleitet sein.

Pilze können die Darmschleimhaut durchdringen

1.2. Viele Beschwerden - eine Ursache

Ein großer Teil der Pilzinfektionen ist im Darmbereich angesiedelt. Das hat einschneidende Auswirkungen auf unser Immunsystem, da der Darm auch ein Abwehrorgan ist. Seine erwünschten und uns wohlgesonnenen Bakterien übernehmen bedeutende Aufgaben für unser Regulations- und Anpassungssystem und tragen damit wesentlich zu einem ausgewogenen Gesundheitszustand bei. Die alte Weisheit von PARACELSUS „Im Darm sitzt der Tod" bringt dies anschaulich zum Ausdruck

Schulmedizinische Untersuchungen haben ergeben, daß etwa 60 bis 70 % unserer Immunzellen im „Abwehrorgan Darm" gebildet werden. Liegt hier durch Pilzbe-

Abwehrorgan Darm

Immunsystem-fehlsteuerung oft nicht gewürdigt

fall eine Störung vor, zum Beispiel im Gleichgewicht der Darmbakterien (im folgenden meist Darmflora genannt), kommt es konsequenterweise zu einer Fehlsteuerung unseres Immunsystems. Diese Tatsache wird leider von vielen Ärzten noch nicht anerkannt oder entsprechend ihrer Bedeutung gewürdigt.

Nicht selten erzählen Patienten, daß ihr Hausarzt den Nachweis einer Hefepilzinfektion verharmlost hat. Vielfach mag es tatsächlich kein Problem für den Patienten darstellen. Andererseits bitten die Patienten doch gerade deshalb um eine Stuhluntersuchung, weil sie an einer Vielzahl bisher ungeklärter Beschwerden leiden. Hier ist es bedenklich, einen Hefepilzbefall nicht zu

Gefährliche Verharmlosung

beachten bzw. weiter abzuklären, da dem Patienten eine angemessene, auf die Ursache ausgerichtete Behandlung möglicherweise vorenthalten bleibt.

Gerade auf dieses Dilemma aufmerksam zu machen und den Betroffenen ausführliche und v.a. wissenschaftlich begründete (siehe Abschnitt 1.7.) Information zu geben, ist Ziel dieses Buches. Es stellt sich damit zwischen die verharmlosende Einschätzung des Pilzproblems durch die Schulmedizin und die nicht selten völlig kritiklosen und Panik verbreitenden Veröffentlichungen mancher selbst ernannter Experten und ihre teilweise sehr problematischen Therapieempfehlungen.

Beschwerden durch Gifte und gestörtes Abwehrsystem

Pilze können durch die Giftstoffe, die sie als Stoffwechselprodukte absondern, und durch ihre Auswirkungen auf das Immunsystem vielfältige Beschwerdebilder verursachen.

1.3. Pilzsystematik

Zu den krankmachenden Pilzen zählen ca. 100 verschiedene Arten, die in drei Gruppen unterteilt werden (siehe Tabelle 1). Dies wird als Pilzsystematik bezeichnet, die nun besprochen werden soll.

Ca. 100 krankmachende Pilzarten

Hefepilze

Hierzu gehört einer der problematischsten Schmarotzer des Menschen, nämlich Candida, mit seinen verschiedenen Gattungen. Am häufigsten kommt *Candida albicans* vor. Aber auch *Candida krusei*, *Candida glabrata* und *Candida tropicalis* sind neben einigen seltenen Vertretern der Gattung immer wieder im menschlichen Organismus als Krankheitsauslöser anzutreffen.

Candida albicans: einer unter vielen

Milchschimmel (Geotrichum candidum)

Dieser Pilz wird häufig in Stuhlproben gefunden. Auch er kann Verdauungsbeschwerden ähnlich den Candida-Hefen auslösen. Allerdings ist seine krankmachende Bedeutung nach derzeitigen Kenntnissen geringer als die von Candida albicans. Die Auslösung der noch zu beschreibenden Allgemeinsymptome ist bei Geotrichum-Befall nach derzeitigem Wissensstand nicht in gleichem Maß zu befürchten.

In letzter Zeit sind jedoch einzelne Fallbeschreibungen veröffentlicht worden, bei denen Geotrichum candidum doch eine krankmachende Rolle spielte bis hin zum Befall innerer Organe. Die betroffenen Patienten

Häufiger Befund

Gefahr bei Immunschwäche

litten allerdings alle unter einer massiven Schwächung ihres Immunsystems, beispielsweise im Rahmen einer Leukämie.

Es bleibt abzuwarten, ob die weit verbreitete Einschätzung von Geotrichum candidum als harmloser Pilz nicht in Zukunft revidiert werden muß.

Milchprodukte als Quelle

Die Zufuhr erfolgt unter anderem durch Milchprodukte, da Geotrichum bisweilen in Molkereien als sogenannte Starterkultur eingesetzt wird.

Systematik der Pilze
Tabelle 1

1. **Dermatophyten**

2. **Hefepilze:**
   Cryptococcus
   Malassezia
   Trichosporon
   Candida Candida albicans,
   Candida tropicalis, Candida glabrata,
   Candida krusei, Candida parapsilosis

3. **Schimmelpilze:**
   Alternaria, Aspergilli, Fusarium,
   Penicillium, Epicoccum u.a.

Schimmelpilze

Nützliche Schimmelpilze

Einige von ihnen benützt die Nahrungsmittelindustrie: *Penicillium notatum*, den ursprünglichen Lieferanten des Penizillins, *Penicillium roqueforti* und *Penicillium camemberti* als Helfer bei der Käseproduktion. Stoffwechselprodukte (Enzyme) vieler (teilweise gentechnisch manipulierten) Schimmelpilze werden in großem Umfang zur Nahrungsmittelbe- und -verarbeitung eingesetzt. Ihr Vorkommen in diesen Produkten wird auf keiner Zutatenliste deklariert. Sehr viele Menschen reagieren allergisch darauf

Andere Schimmelpilzarten dagegen haben weniger gute Eigenschaften und werden zum Beispiel Aspergilli, Alternaria, Hausschwamm, Cladosporium usw. genannt.

Sie gehören zu den häufigsten Auslösern von allergischen Atemwegsbeschwerden als Reaktion auf die Pilzsporen. Andererseits können die Schimmelpilze direkt die Atmungsorgane infizieren und so bei gefährdeten Personen, d. h. bei geschwächtem Abwehrsystem ernste Krankheitsbilder verursachen, zum Beispiel eine schwere Lungenentzündung.

Allergie auf Sporen

Infektion mit Schimmelpilzen

Dermatophyten

Diese kennt vermutlich jeder von uns. Aufgrund ihrer Existenz gibt es in öffentlichen Bädern und Saunen Sprüheinrichtungen zur Desinfektion unserer Füße Diese Pilze befallen Haut, Nägel und Kopfhaut und lösen zum Beispiel das typische Krankheitsbild des Fußpilzes aus. Doch auch weniger typische Hauterscheinungen, die lange Zeit nicht als Pilzinfektion erkannt und behandelt werden, gehen auf ihr Konto.

Eine häufig nicht als Pilzinfektion erkannte Erkrankung ist die vermehrte Bildung von Kopfschuppen. Diese sind zu einem hohen Prozentsatz Folge eines Pilzbefalls der Kopfhaut. Daß nur eine konsequente Pilzbehandlung das Problem lösen kann, liegt auf der Hand.

Haut- Fuß- und Nagelpilz

1.4. Pilze -
wie schädigen sie uns?

Pilze können den menschlichen Organismus auf verschiedene Weise schädigen:

➢ *durch Abgabe von Giften*

➢ *durch Schmarotzertum*

➢ *durch Fehlsteuerung des Immunsystems*

Verpilzte Nahrungs-mittel sind hochgiftig!

Pilzgifte gehören zu den stärksten natürlichen Giftstoffen. Über 500 davon sind in der Medizin bekannt. Sie waren in der Vergangenheit verantwortlich für große Massenvergiftungen durch verpilzte Nahrungsmittel. Eines der gefährlichsten Pilzgifte (Mykotoxine), das Aflatoxin, ist stark leberschädigend und steht im Verdacht, Krebs auszulösen.

Optimale Wachstums-bedingungen notwendig

Doch damit Pilze überhaupt imstande sind, Mykotoxine zu bilden, bedarf es optimaler Wachstumsbedingungen. Wie der hochgiftige Knollenblätterpilz im Wald, so benötigen auch die Mikropilze für ihre Giftproduktion Energie und Nährstoffe. Außerdem müssen sie sich gegen die Nahrungs- und Standortkonkurrenten im Darm wehren, um sich fortpflanzen und ausbreiten zu können. Und dazu haben sie sich etwas Raffiniertes einfallen lassen:

Alkoholische Gärung

Wie wir wissen, dient Alkohol der Desinfektion, indem er Bakterien abtötet. Und genau das machen sich die Pilze zunutze. Das bekannteste Mykotoxin ist nämlich der Alkohol, der bei der Vergärung von Zucker entsteht. Durch die Bildung von Alkohol halten sich die Hefepilze die für sie lästigen Standort- und Nahrungskonkurrenten - die für uns notwendigen Bakterien -

vom Hals. Dadurch gerät unsere Darmflora aus dem Gleichgewicht, und die Leber wird belastet.

Erhöhte Leberwerte, wie sie typischerweise durch Alkoholmißbrauch entstehen können, sind bei Candidapatienten nichts Außergewöhnliches - auch wenn keinerlei alkoholische Getränke konsumiert werden.

Erhöhte Leberwerte ohne Alkoholgenuß

Achtung: Alkoholabhängige haben kaum eine Chance, „trocken" zu werden und es auch zu bleiben, solange die Alkoholproduktion im Darm nicht dauerhaft durch entsprechende Behandlung unterbunden ist.

Eine weitere Möglichkeit, wie uns die Pilze schädigen, ist das Schmarotzertum. Als Parasiten ernähren sie sich auf unsere Kosten und entziehen uns dabei lebenswichtige Nährstoffe wie Kohlenhydrate, Fettsäuren, Vitamine, Mineralstoffe und Spurenelemente. Die Folgen können Mangelerscheinungen sein. Insbesondere Eisen und Zink werden von den Hefepilzen dem Nahrungsbrei entzogen.

Mangelerscheinungen durch Schmarotzertum

Wie in Abschnitt 1.2. angedeutet, ist die Fehlsteuerung unseres Abwehrsystems die dritte und bedeutendste Art, wie Pilze uns schädigen können. Das Unangenehme hieran ist, daß ein verzwickter Kreislauf in Gang gesetzt wird. Ist das meist schon vorbelastete Immunsystem erst einmal massiv gestört, dann ist es erst recht nicht mehr in der Lage, die Pilzinfektion aus eigener Kraft zu bekämpfen. So kann sich Candida noch leichter ausbreiten.

Fehlsteuerung des Immunsystems

Die neuesten Erkenntnisse zeigen, daß es Candida albicans auf sehr heimtückische Weise versteht, das Abwehrsystem auszutricksen und zu schwächen. Die im Abschnitt 1.7. beschriebene Fehlsteuerung der Abwehrzellen erklärt auch die seit langem beobachtete Zunahme der Allergiebereitschaft der Hefepilzpatienten.

Erhöhte Allergiebereitschaft

1.5. Pilze -
wie bekommt man sie?

Wärme und Feuchtigkeit

Vor Pilzen ist man nirgends sicher. Wie schon erwähnt, sind öffentliche Bäder und Saunen beliebte Tummelplätze für Hautpilze, weil es dort warm und feucht ist. Der Sandkasten der Kinder kann ebenfalls Pilze beherbergen.

Pilze im Kühlschrank

Einige Pilzarten vermehren sich auch bei Kühlschranktemperaturen. Die Unterseite der Flaschenablagen, die Gemüseschalen, die Gummidichtungen und die Ablaufrinne für das Tauwasser sind beliebte Brutplätze für Schimmelpilze. Von dort bis zu einem Befall der gelagerten Nahrungsmittel ist es verständlicherweise nicht weit.

Wachstum auch in saurem Milieu

Ein Überlebenskünstler besonderer Art ist *Candida glabrata*. Diese Hefepilzart befällt nicht nur gerne die Scheidenschleimhaut der Frau, sondern auch den Magen mit seinem sauren Milieu, das einer konzentrierten Salzsäure entspricht.

Biotonne

Schimmelpilzsporen schwirren überall durch die Luft. Ihre Zahl reicht jedoch meist nicht aus, um uns zu infizieren. Gefährlicher ist da schon die *Biotonne*, weil hier die Speisereste einen idealen Nährboden für Pilze jeglicher Art bieten, wodurch die Zahl der Pilzsporen erheblich ansteigen kann.

Gefahr aus dem Abfall

Durch das Öffnen des Deckels wird dem verantwortungsbewußten Umweltfreund jedesmal eine Portion Schimmelpilzsporen zum Einatmen entgegengewirbelt, häufig der Sorte *Aspergillus fumigatus*. Das ist für viele Allergiker gefährlich.

Deshalb: Keine Biotonne für Asthmatiker und chronische Bronchitiker! Und wenn doch, dann sollte sie täglich entleert und die Gartentonne mit zur Seite geneigtem Kopf geöffnet werden. Eine Atemmaske wäre noch besser.

Hefepilze sind auf die Versorgung durch lebende Organismen angewiesen. Auch durch Kot und Speichel von Heim- und Nutztieren können sie übertragen werden.

Auch Haustiere werden befallen

Mögliche Ansteckungswege

Tabelle 2

Über Nahrungsmittel

Von Mensch zu Mensch:

Geschlechtsverkehr (insbesondere orogenital), direkter Kontakt, Samenflüssigkeit des Mannes, Schmusen, Küssen, gemeinsam benütztes Geschirr, Besteck, Bürsten, Kämme, Wäsche, Zahnbürsten, Baby- und Altenpflege, Geburtsvorgang (für das Neugeborene).

Von Tier zu Mensch:

Speichel und Kot von Heim- und Nutztieren wie Kühe, Katzen, Hunde, Pferde, Vögel u.a.

Wie bei anderen Krankheitserregern funktioniert natürlich auch bei den Mikropilzen die Übertragung von *Mensch zu Mensch*. Der Kuß, der Geschlechtsakt, die Exkremente und gelegentlich die Wäsche sind häufige Infektionswege. Auch ein gemeinsam benütztes Glas oder das Probieren des Babybreis vom Löffel des Säuglings kann zur Pilzübertragung führen

Vielfältige Übertragungsmöglichkeiten

23

*Scheide
besonders
häufig
betroffen*

Aufgrund der anatomischen Gegebenheiten neigen Frauen vermehrt zu Pilzinfektionen im Genitalbereich. Die Nähe zum After und das feuchtwarme Milieu der Scheide machen es den Hefepilzen leicht, sich dort anzusiedeln und zu vermehren. Etwa 15 % der Frauen werden gehäuft von ihnen heimgesucht, Schwangere sogar zu 25 %. Die deutlich höhere Zahl bei den schwangeren Frauen ist durch deren veränderten Hormonhaushalt erklärt. Analog dazu stellt auch die Einnahme der „Pille" bzw. von Hormonpräparaten einen unterschiedlich stark wirksamen Risikofaktor für das Auftreten von Hefepilzinfektionen dar.

*Rechtzeitige
Behandlung
schützt Baby*

1.6. Risikofaktoren, gefährdete Personengruppen

*Einige
Risikofaktoren
sind
vermeidbar*

Im folgenden möchte ich Ihnen Risikofaktoren vorstellen, die eine Pilzinfektion begünstigen können. Einige sind nicht vermeidbar, andere können wir jedoch beeinflussen. Betrachten Sie deshalb diese Risikofaktoren mit einem ausgewogen kritischen Auge und auch aus dem Blickwinkel der Vorbeugung und vernünftigen Lebensführung.

Waagemodell, Pathogenitätsfaktoren

Vorausschicken möchte ich einige Bemerkungen über die Entstehung von Hefepilzerkrankungen beim Menschen, die sich anschaulich an dem Beispiel einer Waage darstellen lassen.

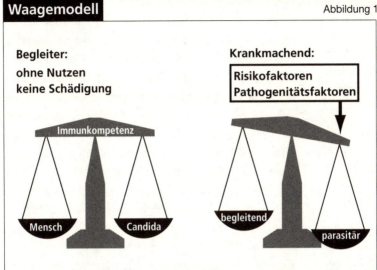

Abbildung 1: Waagemodell

Ein gesundes, das heißt in allen Teilen voll funktionsfähiges Abwehrsystem insbesondere eine stabile Darmflora wird die fast täglich z.B. mit der Nahrung aufgenommenen Candida-Hefepilze ohne weiteres in Schach halten. Eine Infektion als Voraussetzung für die Erkrankung des Betroffenen kann nicht eintreten. Dies gilt zumindest so lange, wie die Zahl der „angreifenden" Hefepilze nicht zu groß ist und ihre Aggressivität (Pathogenität) sich in Grenzen hält. Dies ist in Abbildung 1 mit der im Gleichgewicht befindlichen Waage ausgedrückt. Candida ist in diesem Stadium ein zunächst noch harmloser Begleiter unseres Menschseins, und unserer Darmflora.

Das Gleichgewicht der Waage zwischen Angriff und Abwehr wird jedoch häufig zuungunsten des Menschen verschoben. Im wesentlichen sind es zwei Faktoren, die

Ein gesundes Immunsystem verhindert die Infektion

dies bewirken: die Schädigung der Darmflora und die Schwächung des gesamtkörperlichen Immunsystems.

Kombinations-Schädigung

Leider treten sie selten allein auf, sondern verstärken sich gegenseitig in ihrer ungünstigen Wirkung, spätestens dann, wenn die eingetretene Candida-Infektion das vorbelastete Immunsystem weiter schädigt.

Alle Risiken, die auf den folgenden Seiten ausführlich beschrieben werden, schwächen entweder das gesamte Immunsystem, die Darmflora, oder aber beides zusammen. Dies „macht die Waagschale" auf der Seite des Menschen „leichter". Es gibt aber auch einige Dinge, welche die Aggressivität der Candida-Hefepilze und damit ihre krankmachende Wirkung (Pathogenität) erhöhen. Diese als Pathogenitätsfaktoren bezeichneten Eigenheiten der jeweiligen Candida-Art müssen bei einer seriösen Diagnostik erfaßt und bei der Therapieentscheidung bedacht werden.

Pathogenitäts-faktoren

Folgende Pathogenitätsfaktoren sind zu berücksichtigen:

➤ *die Fähigkeit, sich an der Darmschleimhaut festzuhalten (mit Hilfe bestimmter Eiweiß-Zucker-Moleküle, sogenannter Proteinasen).*

➤ *die Fähigkeit, die Wand der Darmschleimhautzelle „anzudauen" und so teilweise in sie einzudringen.*

➤ *die Möglichkeit von Candida albicans, in zwei verschiedenen Lebensformen aufzutreten: Sproßzellen und Hyphen (Schlauchform). Letztere zeichnen sich durch eine erheblich größere Anhaftfähigkeit aus als die Sproßzellen.*

➤ *Wachstumsoptimum bei unserer Körpertemperatur.*

➤ die als „molekulares Mimikry" bezeichnete Fähigkeit von Candida, sich dem Immunsystem gegenüber zu maskieren.

Eine Candida-Art, welche die genannten Aggressivitätsmerkmale nicht aufweist, ist kaum in der Lage, eine Infektion hervorzurufen. Leider kann aber auch die Pathogenität eines zunächst eher harmlosen Keims durch unser eigenes Fehlverhalten verstärkt werden:

➤ der massiv erhöhte Verzehr zuckerhaltiger Speisen und Getränke fördert die Anhaftfähigkeit von Candida.

Fehlernährung macht Candida aggressiver

➤ der strenge Verzicht auf Zucker ohne gleichzeitige ausreichende pilzabtötende oder pilzunterdrückende Behandlung fördert den Übergang in die Schlauchform und damit wieder die Aggressivität des Pilzes.

Aus den genannten Gründen ergeben sich zwei wichtige Regeln für die Pilzbehandlung einerseits und eine gesunde Lebensführung andererseits:

➤ Eine „Pilztherapie" nur über strenge Diät ist zum Scheitern verurteilt bzw. birgt die Gefahr einer äußerst schwierig zu behandelnden Chronifizierung in sich.

Gefahr der Chronifizierung

➤ Auch nach erfolgter Pilzbehandlung einschließlich mehrmonatiger Stabilisierung von Darmflora und Immunsystem ist die Rückkehr zu einer zuckerreichen Ernährungsweise mit der Gefahr einer erneuten Candidainfektion verbunden.

Rückfall-Gefahr

Wenden wir uns nun den einzelnen Risikofaktoren für die Entwicklung einer Hefepilzinfektion zu:

27

Risikofaktoren

Tabelle 3

1. Erkrankungen mit erhöhtem Risiko

Bakterielle Infektionskrankheiten
(Streß für das Immunsystem)
Diabetes mellitus (Zuckerkrankheit), Gichtleiden
Hormonelle Erkrankungen
Tumorleiden, ausgedehnte chirurgische Eingriffe
Geschwächtes Abwehrsystem
(angeboren oder erworben)
zentraler Venenkatheter, künstliche Ernährung

2. Medikamente

Antibiotika, Penizillin
Abwehrunterdrückende Medikamente
z.B. Kortison u.a. bei chron. Polyarthritis,
Chemotherapie bei Tumoren etc.
Pille u.a. Hormonpräparate

3. Allgemeine Risikofaktoren

Ständig Zufuhr von zuviel Zucker
Ständig Zufuhr konservierter Nahrung
Streß (durch Erhöhung des körpereigenen Kortisons)
Giftbelastungen:
Schwermetalle, Formaldehyd,
Pflanzenschutzmittel u.a.
Mangel- und Fehlernährung
Alkohol-, Drogen- und Nikotinsucht
Bestrahlungsbehandlung bei Tumorerkrankungen
Antibiotika aus Fleischmast
Belastung des Immunsystems durch Elektrosmog

Antibiotika

Antibiotika nicht nur segensreich

Die segensreiche, oft auch lebensrettende Wirkung der Antibiotika ist unbestreitbar. Nicht selten werden diese Medikamente aber leichtfertig verabreicht. Das kann – muß jedoch nicht immer - unangenehme Folgen haben. Je nach Typ, verabreichter Menge und Dauer der Einnahme vermindern die Antibiotika erheblich die etwa 500 gutartigen und „freundlichen" Bakterienarten unseres Darmes.

Dann haben die Pilze leichtes Spiel, sich mit großer Geschwindigkeit auszubreiten, weil ja ihre Nahrungskonkurrenten geschwächt sind. Unsere Darmflora ist fortan nicht mehr in der Lage, den Mikropilzen das Leben mit pilzhemmenden Stoffen schwer zu machen und ihrer raschen Vermehrung Einhalt zu gebieten. Im schlimmsten Falle können sich Hefepilze unter günstigen Umständen in einer Stunde vervierfachen!

Ungebremste Pilzvermehrung

Störungen der Darmflora

Das Gleichgewicht unserer Darmbakterien, genannt Darmflora, kann außer durch Pilzbefall und Antibiotikagaben auch durch andere Einflüsse beeinträchtigt und geschädigt werden. Dazu zählen:

Medikamente

➢ *Hemmstoffe der Magensäure, sogenannte Antacida. Wird pro Einnahme mehr davon genommen als zur aktuellen Säurebindung erforderlich ist, kann das zur Schädigung der Darmbakterien führen.*

Antacida

➢ *Abführmittel, laufend eingenommen, können die Darmflora schädigen.*

Abführmittel

Schaumbildner in Zahncremes

sind ebenfalls in der Lage, unsere Darmbakterien zu schädigen.

Konservierungsmittel

Konservierungsmittel töten auch Darmbakterien

Sie werden mit der Nahrung aufgenommen und verlieren ihre antibakterielle Wirkung im Darm nicht. Dadurch töten sie auch die für uns so notwendigen Darmbakterien ab. Beispiele hierfür sind Sorbinsäure, Kaliumsorbat, Benzoate, Parabene oder PHB-Ester und andere.

Umweltbelastungen,

Schwermetalle, Zigarettenrauch, Tiermast

➢ *Quecksilber und Zinn aus Amalgamfüllungen*

➢ *Diverse Schadstoffe des Zigarettenrauchs, zum Beispiel Cadmium.*

➢ *Antibiotika, die bei der Fleischmast in großem Umfang verwendet werden (sie wirken in uns weiter!).*

Ernährung

Reichlich gedeckter Tisch für Darmpilze

Gerade der Energielieferant, mit dem vielen Menschen leider das Leben so viel Spaß macht, ist *die* Kraftnahrung für Hefepilze: **Zucker.** Nach einer offiziellen Untersuchung verspeiste allein im Jahr 1992 jeder Bundesbürger durchschnittlich 7 kg Schokolade, 6 kg Zuckerwaren, 7 Liter Speiseeis und 6 kg Kuchen. Neben der extremen Kariesgefährdung ist das wahrlich auch ein königlich gedeckter Tisch für die schmarotzenden Hefepilze. Wie schon erwähnt, ist der erhöhte Zuckerkonsum die beste Möglichkeit, die Anhaftfähigkeit von Candida albicans und damit seine Aggressivität zu erhöhen. So können wir durch unser Ernährungsverhalten einen begleitenden Keim in einen aggressiven und infektiösen verwandeln.

Antibabypille, Schwangerschaft

Verschiedene Hormone, darunter vor allem das weibliche Geschlechtshormon Östrogen, können das Wachstum von Hefepilzen begünstigen. In der Schwangerschaft ist in den meisten Geweben der Frau der Glykogengehalt erhöht. Glykogen ist eine biochemische Verbindung (ähnlich der Stärke), mit der unser Körper Zucker als Energiereserve abrufbereit in Leber und Muskeln speichert.

Erhöhter Glykogengehalt durch Pille und Schwangerschaft

Durch diesen erhöhten Glykogengehalt erklärt sich die Häufigkeit von Pilzinfektionen bei Schwangeren von etwa 25 % gegenüber nichtschwangeren Frauen, die zu ca. 15 % betroffen sind.

Kortison

Kortison als Medikament kennen Sie vermutlich. Viel wurde und wird über dieses „Allheilmittel" in der Presse geschrieben. Tatsache ist: Unser eigener Körper bildet dieses Anti-Streß-Hormon in der Nebennierenrinde selbst. Kortison reguliert neben vielen anderen Vorgängen auch Teile unserer Körperabwehr. Als Medikament ist es in manchen Fällen unumgänglich, ja sogar lebensrettend.

Die zwei Seiten des Kortisons

Von außen zugeführt, wirkt es mengenabhängig bremsend auf unser Abwehrsystem und unterstützt so indirekt die Hefepilze bei ihrer Ausbreitung. Daneben hat das Kortison bei längerdauernder und höher dosierter Einnahme auch noch einige andere Nebenwirkungen.

Diabetes mellitus

Erhöhter Zuckergehalt im Gewebe

Beim zuckerkranken Menschen ist - wie bei Schwangeren (siehe unten) - ein erhöhter Zuckergehalt der Haut und Schleimhäute Ursache für ein erhöhtes Risiko, sich mit Pilzen zu infizieren.

Giftbelastungen, chronische Krankheiten, geschwächtes Immunsystem

Schwermetalle

Giftbelastungen schädigen Immunsystem und Darmflora

Quecksilber, Zinn, Cadmium und andere giftige Schwermetalle unterdrücken schon in kleinen Mengen die Abwehrfunktionen unseres Immunsystems. Außerdem schädigen sie auch direkt unsere Darmbakterien, was die Immunabwehr wiederum schwächt.

Gleiches gilt für Formaldehyd, Pflanzenschutzmittel, eine Vielzahl von beruflich freigesetzten Chemikalien oder die Dioxine und Furane, die sogenannten Seveso-Gifte. Sie sollten wissen, daß diese Gifte von den

Unvollständige Filterung

Müllverbrennungsanlagen in die Luft abgegeben werden - oft auch trotz Filterung entsprechend den gesetzlichen Vorschriften.

Elektrosmog

Krank durch Strahlung

Er entsteht durch Geräte und Einrichtungen, die ein elektromagnetisches Energiefeld aufbauen, wie zum Beispiel die beliebten Handies, aber auch die dazugehörigen Sendemasten sowie Hochspannungsleitungen und Umspannwerke. Elektrosmog hat negative Auswirkungen auf unsere Immunabwehr.

Radioaktive Strahlung, „Erdstrahlen"

Auch diese Belastungen am Schlaf- und Arbeitsplatz können zu einer Beeinträchtigung des Abwehrsystems führen und auf diese Weise der Entstehung vieler Krankheiten Vorschub leisten.

Medikamente

Neben dem bereits besprochenen Kortison sind hier vor allem Medikamente gegen Krebserkrankungen und schweres Rheuma zu nennen. Es handelt sich dabei um Zytostatika (für die sogenannte Chemotherapie) und um Immunsuppressiva, die auch bei Organtransplantationen zum Einsatz kommen. Ihre Aufgabe besteht darin, die Zellteilung zu hemmen (Zytostatika) oder die überschießende und teilweise gegen das körpereigene Gewebe gerichtete Abwehr zu unterdrücken. Als Begleiterscheinung muß jedoch bei dieser Art von Behandlung in Kauf genommen werden, daß auch die Abwehr gegen Bakterien, Pilze und Viren erheblich verschlechtert wird.

Immunsuppressiva, Zytostatika

Unterdrückte Immunantwort verschlechtert Pilzabwehr

Erkrankungen

Mit einer verminderten Abwehrleistung des Immunsystems einher gehende Erkrankungen sind zum Beispiel die HIV-Infektion in ihrer gravierendsten Ausprägung als AIDS-Erkrankung, die verschiedenen Formen von Leberentzündungen, die Leberzirrhose und entzündliche Erkrankungen des Darmes wie Morbus Crohn und Colitis ulcerosa. Auch dabei kommt es leichter zu verschiedenen Infektionen, u.a. mit Candida albicans.

Verminderte Abwehrleistung

Bestrahlungen bei Tumorerkrankungen

Nicht nur die Tumorerkrankung als solche, sondern auch die zu ihrer Behandlung eingesetzte Bestrahlung führt zu einer Herabsetzung der Abwehrleistungen unseres Immunsystems.

Sucht

Jede Sucht schwächt das Immunsystem

Alkohol-, Drogen- Tabletten-, Koffein- und Nikotinsucht schädigen jede auf ihre Weise das Immunsystem. Ausnahmslos jede Sucht oder Abhängigkeit schwächt den Allgemeinzustand und die seelische Verfassung des Betroffenen. Dies trifft auch auf die Arbeitssucht zu.

Fehl- und Mangelernährung

Werden mit der täglichen Nahrung lebensnotwendige Vitamine, Mineralien und Spurenelemente nicht in ausreichender Menge aufgenommen, führt das langfristig zu einem geschwächten Immunsystem. Dies ist meist von einer erhöhten Infektionsbereitschaft gegenüber Hefepilzen, aber auch Bakterien und Viren gefolgt. Der Grund hierfür liegt darin, daß die Vitamine sowie verschiedene Mineralstoffe und Spurenelemente für die ordnungsgemäße Funktion des Abwehrsystems unerläß-

Fehlernährung durch Fast Food

lich sind. Im Zeitalter des „Fast Food", der einseitigen Ernährung und der Mikrowelle ist Fehlernährung auch bei uns keine Seltenheit mehr.

Ein wesentlicher weiterer Faktor kommt hinzu: Selbst bei sehr sorgfältig ausgewählter Ernährung reicht die aufgenommene Menge an Vitaminen und Mineralstoffen nur aus, um „das Feuer unter dem Kessel" der

Lokomotive (siehe Abbildung 6) nicht ausgehen zu lassen. Damit die Lokomotive allerdings überladene Waggons über eine bergige Strecke ziehen kann, braucht sie erheblich mehr Brennstoff. Daher ist die Nahrungsergänzung mit den genannten Vitalstoffen für die Behandlung chronischer Erkrankungen, zu denen ich auch die Infektion mit Candida albicans zähle, außerordentlich wichtig.

Streß

Dauerhafter, negativer (Dys-)Streß ist - ebenso wie das Kortison - in der Lage, das Abwehrsystem zu beeinträchtigen, unter anderem deshalb, weil bei Dauerstreß der körpereigene Kortisonspiegel ansteigt. Zu den gefährdeten Personengruppen gehören u.a. auch die Workaholics (die sogenannten Arbeitssüchtigen) sowie Menschen, die mit länger anhaltenden seelischen Krisen zu kämpfen haben.

Erhöhter Kortisonspiegel

Mangelnde Hygiene

Sie erhöht generell die Infektionsbereitschaft. Insbesondere trifft dieses Problem auf Personengruppen mit einem bereits vorgeschwächten Immunsystem zu, wie zum Beispiel Alkohol- und Drogenkranke sowie obdachlose Menschen (allein in Deutschland sind dies etwa 1,5 Millionen Menschen, die Tendenz ist deutlich steigend).

Doppel-Belastung

1.7. Immunsystem - Mittler zwischen Pilz und Beschwerden

Straff organisierte Abwehr

Unser Immunsystem ist vergleichbar mit einer straff organisierten Armee, die sich gegen hereinfallende Angreifer und Schädlinge wehrt. An der Abwehr von krankmachenden Keimen und Pilzen wirken eine Reihe von spezialisierten Zellen und Eiweißstoffen mit. Sie werden in verschiedenen Organen gebildet, die zum Immunsystem gehören, zum Beispiel im Knochenmark, im Thymus, in den Lymphknoten, in der Milz, in den Mandeln, im Blinddarm und eben im größten „Immunorgan" des Körpers - der Darmwand mit den sogenannten Peyer'schen Plaques.

Unbelastetes Immunsystem fast unbesiegbar

Jeder Teil dieses Systems spielt eine klar umrissene Rolle. Jede der unterschiedlichen Abwehrzellen übernimmt die ihr zugewiesene Aufgabe. Das aufeinander abgestimmte Zusammenwirken unseres intakten Immunsystems macht es fast unbesiegbar.

Helferzellen, Bremserzellen, Freßzellen

Manche Zellen regen einander an (T4-Helferzellen), andere hemmen einander bei Bedarf, zum Beispiel bei einer Überreaktion oder am Ende eines Angriffs (T8-Suppressorzellen). Wieder andere spielen „Müllabfuhr" und transportieren die „Reste der Abwehrschlacht" aus dem Körper oder fressen den „Müll" kurzerhand auf und verdauen ihn (Makrophagen). Und dann gibt es Zellen (Plasmazellen), die spezielle Eiweißstoffe (Antikörper) bilden, um den Feind zu besiegen. Diese Plasmazellen speichern in ihrem Gedächtnis die Daten eines jeden Angreifers und bilden speziell gegen ihn gerichtete Antikörper aus. Diese helfen uns nicht nur bei der Abwehr der Eindringlinge, sondern auch bei der Diagnostik: Die Bestimmung der Antikörper im Blut erlaubt Aussagen über das Krankheitsstadium, die Schwere einer Infektion, oder ob überhaupt ein Befall mit dem vermuteten Angreifer stattgefunden hat.

Antikörper: Krankheitsabwehr und Diagnosehilfsmittel

Während die Helfer-, Bremser- und Freßzellen zusammen mit den Antikörpern aus den Plasmazellen eine eng aufeinander abgestimmte und aufeinander angewiesene Organisation darstellen, sind die sogenannten „Killerzellen" unabhängig von den übrigen Anteilen des Abwehrsystems. Sie stürzen sich nach Kontakt zwischen Angreifer und spezifischem Antikörper direkt auf den Eindringling und töten ihn (zytotoxische Wirkung).

Killerzellen greifen direkt an

Neben der chronischen Pilzgiftbelastung sind es vor allem die durch eine Pilzinfektion des Darmes verursachten Fehlregulationen des Immunsystems, welche die vielfältigen Beschwerdebilder auslösen können.

Erhöhung der Allergiebereitschaft

Allergie ist eine abnorme Abwehrreaktion des Immunsystems gegen alle möglichen Stoffe entweder durch überschießende Bildung von Antikörpern (Typ Heuschnupfen) oder durch Vermehrung spezieller Abwehrzellen (Typ Ekzem). Im ersten Fall spricht man in der Fachsprache von einer Antigen-Antikörperreaktion, die innerhalb weniger Minuten nach Allergenkontakt (Pollen, Tierhaare) zu Beschwerden führt. Die übliche Kontaktallergie dagegen benötigt eine Anlaufzeit von 24 bis 96 Stunden.

Verschiedene Formen der Allergie

Eine Pilzinfektion des Darms erhöht die Allergiebereitschaft. Diese richtet sich gegen alles, was wir ständig zu uns nehmen (wie die Grundnahrungsmittel) oder

Nahrungsmittel-unverträglichkeit ist die Regel

was stark allergieauslösend wirkt, wie z.B. Grundnahrungsmittel, Pollen, Tierhaare. Deshalb finde ich bei fast allen Darmpilzpatienten Nahrungsunverträglichkeiten bzw. leiden so viele von ihnen an anderen allergischen Erkrankungen wie Asthma, Heuschnupfen oder Ekzemen einschließlich Neurodermitis.

Um das besser verstehen zu können, möchte ich mit Ihnen einen kleinen Ausflug in das Immun- oder Abwehrsystem unseres Körpers machen. Die Abbildungen 2 und 3 sollen uns dabei helfen.

Weiße Blutkörperchen

Die *weißen Blutkörperchen* (Leukozyten) sind die Träger unserer Abwehrfunktionen. Man unterscheidet verschiedene Gruppen: segmentkernige Zellen (Granulozyten), Killerzellen, Eosinophile, Monozyten und Lymphozyten. Bei der Betrachtung der Allergiemechanismen wollen wir uns ausschließlich auf die *Lymphozyten* beschränken. Man unterscheidet B-Lymphozyten und T-Lymphozyten.

B-Lymphozyten

Die Aufgabe der *B-Lymphozyten* besteht darin, Abwehrstoffe gegen Angreifer (z.B. Bakterien, Pilze) oder auch Allergene zu bilden. Dazu entwickeln sie sich nach Kontakt mit ihnen zur *Plasmazelle* weiter. Die von den Plasmazellen gebildeten Abwehrstoffe heißen *Immunglobuline*. Davon gibt es vier Klassen mit verschiedenen Untergruppen.

Als Abwehrstoffe dienen die Immunglobuline der Klassen M und G sowie auf den Schleimhäuten das IgA.

Allergiker-Immunglobulin

Die vierte Gruppe der Immunglobuline wird als Klasse E bezeichnet.

Dieses *Immunglobulin E*, kurz *IgE* ist meist bei Allergikern erhöht. Es führt bei erneutem Kontakt mit dem Allergen zu einer Veränderung der Zelloberfläche bei einer weiteren Gruppe von Abwehrzellen, den *Mastzellen*. Diese enthalten neben einer Reihe anderer Gewebshormone das *Histamin*.

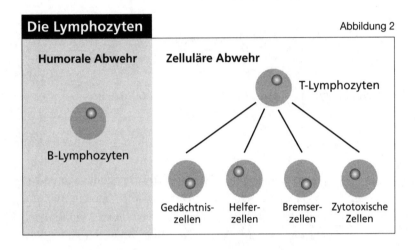

Abbildung 2

Kommt nun ein Allergen, zum Beispiel Pollen, in Kontakt mit den B-Lymphozyten in der Schleimhaut der Nase oder der Bronchien, so entwickeln sich diese in spezifische Plasmazellen, die vermehrt gegen diese Pollenart gerichtetes IgE bilden und abgeben. Dieses bindet sich an spezielle Haftstellen (Rezeptoren) an der Oberfläche der Mastzellen, die dann einen großen Teil ihres Histamins an die Umgebung abgeben. Es führt zu einer Erweiterung der Blutgefäße, zu einer vermehrten Einlagerung von Gewebswasser sowie zu verschiedenen Entzündungsvorgängen. *Histamin aus den Mastzellen ist also die Endstrecke des allergischen Geschehens,* und zwar des Typ I (Sofortreaktion). In Abbildung 3 ist dies dargestellt.

Histamin

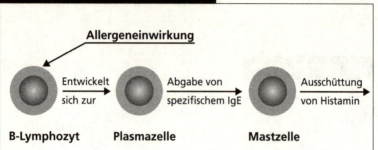

Abbildung 3: IgE und Histaminausschüttung

Zelluläre Abwehr

Die Lymphozyten werden zu den weißen Blutkörperchen gezählt. Bei der Betrachtung des Abwehrsystems und der Allergiemechanismen müssen wir uns jedoch vor Augen halten, daß von diesen Lymphozyten lediglich fünf Prozent im Blut zirkulieren. Der Rest befindet sich im Gewebe, und zwar überall in unserem Körper. So ist es auch zu erklären, daß die Einwirkung eines Allergens auch an entfernten Stellen des Körpers Auswirkungen haben kann.

T-Lymphozyten

Wenden wir uns nun den *T-Lymphozyten* zu. Bei Kontakt mit einem Angreifer oder auch mit Kontaktallergenen entwickeln sie sich in verschiedene andere Zellen weiter. Diese sind in Abbildung 2 unter der Überschrift „Zelluläre Abwehr" dargestellt. Es bilden sich *Gedächtniszellen, Helferzellen, Bremserzellen (Supressorzellen)* und *zytotoxische Zellen*.

Selbstregulation

Für die Abwehr ist ein ausgewogenes Verhältnis von Helferzellen zu Bremserzellen wichtig. Die *Helferzellen* sind unmittelbar für die Abwehr zuständig. Damit sie jedoch nach getaner Arbeit nicht weiter aktiv bleiben, werden sie von den *Bremserzellen* wieder „abgeschaltet".

Wäre dies nicht der Fall, dann bestünde die Gefahr, daß eine einmal in Gang gesetzte Abwehrleistung überschießend weiterläuft und sich das Immunsystem schließlich gegen körpereigenes Gewebe richtet.

Candida albicans ist nun in der Lage, auf sehr raffinierte und heimtückische Weise einerseits die Funktion der verschiedenen Abwehrzellen zu beeinträchtigen und sich damit vor ihrem Angriff zu schützen. Andererseits führt sein Kontakt mit diesen Zellen zu einer Verschiebung des Immunsystems in Richtung vermehrte Allergiebereitschaft. In jüngster Zeit wurden neue wissenschaftliche Belege dafür vorgelegt, wie und an welcher Stelle Candida in das Immunsystem eingreift. Wesentlich ist eine Störung der oben beschriebenen T-Helferzellen. Diese differenzieren sich bei Kontakt mit einem angreifenden Keim gleichmäßig in zwei verschiedene Zellgruppen (TH 1 und TH 2), die verschiedene Aufgaben zu erfüllen haben: TH1-Zellen sind unmittelbar für die Abwehrleistung zuständig. Unter dem Einfluß von Candida albicans bilden sich deutlich mehr TH 2-Helferzellen aus, die bestimmte Gewebshormone abgeben.

Candida und die Abwehrzellen

Eines von ihnen, das Interleukin 4 wirkt auf die erwähnten B-Lymphozyten, die für die Produktion der Immunglobuline, also auch des Allergikerimmunglobulin E zuständig sind. Unter dem Einfluß von Candida kommt es so zu einer verstärkten Reagibilität der B-Lymphozyten beim Kontakt mit Inhalationsallergenen und Insektengiften. In der Erfahrungsheilkunde ist die erhöhte Allergiebereitschaft der Candida-belasteten Patienten seit langem bekannt und Grundlage erfolgreicher Behandlung. Abbildung 4 soll Ihnen dies veranschaulichen.

Gewebshormone erhöhen die Allergiebereitschaft

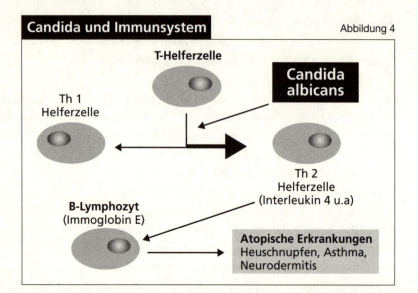

Abbildung 4

Asthma
Neurodermitis
Schuppenflechte

Trotz der kaum anzuzweifelnden wissenschaftlichen Belege ist die Schulmedizin noch weit davon entfernt, Candida als Problem anzuerkennen. Weiterhin wird der Hefepilz als normaler Bestandteil der Darmflora angesehen. Eine Reihe von Studien berichtet dagegen über eindrucksvolle Verbesserungen bei Erkrankungen wie Neurodermitis, Asthma und Schuppenflechte durch eine konsequente Candida-behandlung mit entsprechendem Aufbau von Darmflora und Immunsystem.

Keimzahl
unerheblich

Die geschilderten Abläufe im Immunsystem nach Kontakt mit Candida albicans machen deutlich, daß für die Auslösung von Beschwerden außerhalb des Darms keinesfalls eine sehr große Menge an Pilzen notwendig ist. Die in der Vergangenheit stark im Vordergrund stehende Frage nach der Menge („Keimzahl") ist demnach für die Therapieentscheidung von keiner großen Bedeutung mehr.

Reaktion auf abgestorbene Pilzteile

Aber nicht nur das fehlgeleitete Immunsystem kann vielfältige Symptome auslösen, sondern auch die abgestorbenen Pilzteilchen sind für eine Vielzahl von Beschwerden verantwortlich - auch für die Verschlimmerung des Befindens in der Anfangsphase einer Therapie. Dies beruht auf einer Überschwemmung des Körpers mit giftigen Stoffwechselprodukten der Pilze.

Eine solche Anfangsreaktion läßt sich gut durch einschleichende Dosierung des Antipilzmedikamentes vermeiden oder zumindest lindern. Sonst ist ein Absetzen für drei bis vier Tage mit nachfolgendem Einschleichen der Dosierung sinnvoll.

Medikamente einschleichend dosieren

Falls zu Beginn Ihrer Behandlung so etwas eintritt, sollten Sie unbedingt Ihren Therapeuten benachrichtigen, um mit ihm das weitere Vorgehen abzusprechen. In einzelnen Fällen ist auch eine Unverträglichkeit des Medikaments oder eines der Zusatzstoffe darin möglich. Dann müßte das Präparat gegen ein besser verträgliches ausgetauscht werden.

Unverträglichkeit ist selten

2. Mögliche Beschwerdebilder

Kein typisches Beschwerdebild

Ein unverwechselbares, typisches Beschwerdebild bei Pilzinfektionen des Darmes gibt es nicht, da jeder Mensch entsprechend seiner Reaktionslage und seiner Organschwächen anders reagiert.

Es hat sich eingebürgert bei einem großen Teil der nachfolgend beschriebenen Symptome von sogenannten „Candida-assoziierten Beschwerden" zu sprechen. Diese Bezeichnung drückt unter anderem die noch herrschende Unkenntnis darüber aus, auf welche Weise Candida albicans bzw. seine Verwandten diese Erscheinungen hervorrufen können. Der früher gebräuchliche Ausdruck „Candida-Hypersensitivitätssyndrom" sollte nicht mehr benützt werden.

Andere Ursachen ausschließen!

Nahezu alle Beschwerden, die im folgenden besprochen werden, sind auch bei anderen Erkrankungen möglich, zum Beispiel bei maskierten Nahrungsallergien, die häufig durch Pilze ausgelöst und unterhalten werden, bei Belastungen durch Amalgam oder Holzschutzmittel und viele andere Gifte. Das Grundproblem der maskierten Allergie gegenüber Grundnahrungsmitteln und anderen alltäglichen Stoffen ist ausführlich in

Literatur hinweis.

meinem Ratgeber *„Hilfe, Allergie! Allergiebehandlung konkret"* dargestellt.

Liegen mehrere der beschriebenen Symptome gleichzeitig vor, so wird die Diagnose einer Hefepilzerkrankung durchaus wahrscheinlich. Mit entsprechenden Untersuchungsmethoden und Testverfahren sollte die Diagnose gesichert oder ausgeschlossen werden, damit andere Krankheitsbilder nicht unerkannt bleiben.

2.1. Blähbauch

Eines der häufigsten Anzeichen einer Hefepilzerkrankung des Darms ist der Blähbauch. Oft entsteht er nach dem Verzehr eines Stückchen Kuchens, einer Tafel Schokolade oder auch einer Portion Spaghetti. Meist dehnt er sich schmerzhaft zu einer Art „Trommelbauch" aus. Die Gase, die man in diesem leidigen Zustand absondert, riechen meist sehr unangenehm.

Übelriechende Gase

Das Aufgehen eines Hefeteiges ist ein guter Vergleich für die Entstehung eines Blähbauches. Der Bäcker oder die Hausfrau verwenden jedoch nur harmlose Backhefe, um den Teig locker zu machen. Diese vergärt Kohlenhydrate (Zucker) und produziert dadurch Gase. Der Teig geht auf, wie man so schön sagt. Im Darm geschieht der gleiche Vorgang durch die Hefepilze.

Gärung: Zucker, Alkohol und Kohlendioxyd

Es gilt natürlich auch andere Ursachen hierfür zu berücksichtigen wie beispielsweise eine Unverträglichkeit des Milchzuckers (Lactose-Intoleranz), die verminderte Bildung von Verdauungssäften (Enzymen) insbesondere durch die Bauchspeicheldrüse oder ganz einfach die Allergie gegenüber Grundnahrungsmitteln.

2.2. Kurzatmigkeit, Herzbeschwerden

Der durch die entstehenden Gase überdehnte Darm wölbt nicht nur die Bauchdecke in typischer Weise vor, sondern drückt auch das Zwerchfell nach oben, das den Bauch vom Brustraum trennt. Dies engt das Herz und die Lunge ein. Die Folgen sind Belastungsatemnot und

Herzbeschwerden bei Blähbauch

Herzbeschwerden, die von gelegentlichem Herzstolpern bis zu starken Herzschmerzen reichen können. Man bezeichnet dies als Roemheld-Symdrom, das häufig zur Fehlannahme einer Durchblutungsstörung der Herzkranzgefäße (Angina pectoris-Anfall) führt, nicht selten sogar fälschlicherweise einen Herzinfarkt vermuten läßt.

2.3. Verdauungsbeschwerden

Es ist verständlich, daß die durch Pilze geschädigte und verdrängte Darmflora sowie eine gereizte Darmschleimhaut zu Funktionsstörungen des Darms Anlaß geben. Die Auswirkungen sind unterschiedlich: manche Patienten leiden unter chronischer Verstopfung, andere sind von ständigen Durchfällen geplagt. Typisch ist *Durchfall,* auch eine wechselnde Stuhlbeschaffenheit, d.h. weicher, *Verstopfung,* fast dünnflüssiger Stuhl wechselt mit leichter Verstop-*wechselnder* fung ab. Aber auch eine ständige Verstopfung oder *Stuhl* anhaltende Durchfälle können mögliche Zeichen einer Hefepilzinfektion sein.

2.4. Jucken am Darmausgang

Häufig ist eine Pilzansiedlung am After, also genau am Ausgang des Enddarmes, zu beobachten. Die Pilze *Feuchte* finden hier ideale Bedingungen vor: durch übereinan-*Kammern:* derliegende Hautflächen (Pobacken) bildet sich eine *Paradies* feuchte, warme Kammer. Der Pilzbefall und die damit *für Pilze* einhergehenden Hautveränderungen führen zu beträchtlichem Juckreiz. Natürlich spielen auch bakterielle

Infektionen hier eine große Rolle und sollten nicht übersehen und in ihrer Bedeutung unterschätzt werden. Hautabstriche ergeben hierzu eine klare Aussage.

Mögliche Beschwerdebilder
Tabelle 4

Völlegefühl, Blähungen, Verstopfung, Durchfall,
Sodbrennen, wechselnde Stuhlbeschaffenheit,
Bauchschmerzen, Mundgeruch,
Jucken oder Ausschlag am Darmausgang.

Müdigkeit, Konzentrationsstörungen, Depressionen,
Stimmungsschwankungen, Schlafstörungen.

Heißhunger auf Süßes oder Obst,
Muskelzittern, Schwindelanfälle, Schweißausbrüche.

Übergewicht trotz vieler Diäten,
Gewichtsabnahme, Untergewicht,
Gedeihstörungen von Kleinkindern und Säuglingen,
dauerndes Erbrechen von Säuglingen.

Chronischer Schnupfen,
gehäufte Mittelohrentzündungen.

Undefinierbare Muskelschmerzen, Gelenkbeschwerden,
vermehrte Schmerzen in abgenützten Gelenken.

Unreine oder trockene Haut, Pickel,
stumpfe oder fettige Haare.

Wiederholt auftretende Scheidenpilzinfektionen,
gehäuft auftretende Blasenentzündungen der Frau.

Erhöhung der Leberwerte wie bei Alkoholmißbrauch,
Entwicklung eines Eisenmangels.

Hautausschläge, Nesselsucht,
sonstige allergische Reaktionen,
Nahrungsmittelunverträglichkeiten,
Verschlechterung von Neurodermitis, Asthma, Psoriasis u.a.

Hygiene ist eine unverzichtbare Voraussetzung für das Abheilen einer Pilzinfektion am Darmausgang. **Aber Achtung:** übertrieben häufige Waschungen mit entfettenden, desinfizierenden Seifen o.ä., oder aber der dauernde Gebrauch von feuchten Tüchern mit eventuell allergisierenden Bestandteilen können das Beschwerdebild unter Umständen erheblich verschlimmern. In diesem Zusammenhang sprechen gewisse - dem Pilzproblem sehr skeptisch gegenüberstehende - Dermatologen vom sog. Pavian-Syndrom.

Schäden durch Hygiene

2.5. Entzündungen an Scheide, Harnblase und Eileitern

Frauen sind aufgrund ihres Körperbaus im Genitalbereich erheblich infektionsgefährdeter als Männer. Vom Darmausgang zum Scheideneingang und von dort zur Harnröhrenmündung sind es jeweils nur wenige Zentimeter. Auch hier herrschen, selbst bei peinlichster Hygiene, günstige Wachstumsverhältnisse für Pilze (Feuchtigkeit und Wärme). Dazu kommt, daß Frauen zu Zeiten ihrer Regelblutung im Genitalbereich infektionsanfälliger sind als sonst.

Kurzer Weg vom Darmausgang zur Scheide

Achtung: Übertriebener Gebrauch von desinfizierenden Seifen, Sprays oder ähnlichem führt zu einer noch stärkeren Infektionsgefahr. Hilfreiche Bakterien der Haut und Schleimhaut werden vermindert, der Säureschutzmantel der Haut gestört. Die Pilze werden jedoch kaum abgetötet!

Eine Infektion des Scheidenvorhofs führt zu Brennen und Juckreiz. Schnell kann die Scheide vollständig befallen sein, was dann Ausfluß verursacht. In diesem Stadium ist die Infektion des Partners beim Geschlechtsakt die Regel. Schreitet die Pilzinfektion noch weiter fort, kann es zu chronischen Entzündungen im Bereich der Gebärmutter und der Eileiter kommen. In ähnlicher Weise kann die Infektion aufgrund der anatomischen Gegebenheiten die sehr kurze Harnröhre der Frau überwinden und zu ständig wiederkehrenden Blasenentzündungen führen.

Brennen
Jucken
Ausfluß

Ein anderer Infektionsweg, der sowohl bei Frauen als auch bei Männern eine Blasenentzündung durch Candida-Hefen auslösen kann, ist die sogenannte Persorption. Dabei passiert folgendes: Unter bestimmten Umständen können die Hefepilze die Darmwand durchdringen und in die Blutbahn gelangen. Von dort aus werden sie über die Nieren in die Blase geschwemmt, wo sie die entsprechenden Entzündungsbeschwerden hervorrufen können. Der Nachweis der Pilze in Blut oder Urin gelingt jedoch nur in seltenen Fällen, weil dieser Vorgang schubweise verläuft.

Blasen-
entzündung
ohne Bakterien
im Urin

Blutkultur
auf Pilze
selten positiv

2.6. Chronische Entzündung der Vorsteherdrüse

Wenngleich die Harnröhre des Mannes länger als die der Frau ist und dadurch eine etwas größere Barriere für die Hefepilze darstellt, so kommt es auch bei Männern zu Blasenentzündungen. Häufiger sind jedoch chronische Entzündungen der Vorsteherdrüse. Auch

Ansteckung durch Prostatasekret

durch die oben beschriebene Persorption kann die Prostata über den Blutweg mit Hefepilzen infiziert werden. Das Prostatasekret ist der Samenflüssigkeit beigemengt. Dadurch kommt es zuweilen beim Geschlechtsverkehr zur Ansteckung der Partnerin. Im bekannten Krankheitsfall empfehlen sich Vorsichtsmaßnahmen mit Kondomen.

2.7. Sexuelle Unlust

Örtliche Beschwerden und chronische Müdigkeit

Chronische Entzündungen an den Geschlechtsteilen sind eine sehr unangenehme und peinliche Angelegenheit und können einem schon aus Scham und Rücksichtnahme den Spaß am Sex nehmen. Dazu kommt, daß die chronische Müdigkeit der Pilzpatienten ebenfalls das Lustempfinden deutlich herabsetzt. Die Pilze verstehen es aber noch viel raffinierter, in unser Liebesleben einzugreifen: Durch die Bildung hormonähnlicher Stoffe stören sie den Hormonhaushalt des Betroffenen, was die Entstehung von Impotenz bei Männern und Unfruchtbarkeit bei Frauen begünstigen kann (meist im Zusammenspiel mit anderen Faktoren wie Giftstoffbelastungen).

Störung des Hormonhaushalts

2.8. Hauterscheinungen

Bevorzugte Infektionsorte

Pilzinfektionen sind an nahezu jeder Stelle des Körpers möglich. Doch es gibt neben den Geschlechtsteilen weitere bevorzugte Stellen: *Zehenzwischenräume, Achselhöhlen, Leisten, unter der weiblichen Brust.*

Überall dort finden sich die erwähnten feuchten Kammern, wo Pilze hervorragend gedeihen können.

Auf der Haut finden sich bei Hefepilzinfizierten wegen der chronischen Überlastung der Abwehrvorgänge auch gehäuft andere Pilze wie Dermatophyten und Trichophyten. Im Bereich des behaarten Kopfes macht sich dies in der Regel durch Schuppenbildung bis hin zur Verkrustung bemerkbar. Die Schuppen sind ansteckend, sprich infektiös. Dies soll heißen, daß beim Friseur, wo der gemeinsame Gebrauch von Bürsten und Kämmen an der Tagesordnung ist, eine Ausbreitung der Pilzinfektion erfolgen kann. Ein Haarwaschmittel gegen Schuppen wird hier nicht helfen, es sei denn, man setzt diesem einen pilzabtötenden Wirkstoff zu (z.B. Clotrimazol o.ä.).

Kopfschuppen häufig pilzbedingt

Antipilz-Shampoo

Sehr oft finden sich Hefepilze im *Mund*. Dort bilden sie weiße Beläge auf Mundschleimhaut und Zunge. Dieser Befall nennt sich *Mundsoor* und betrifft insbesondere Säuglinge und abwehrgeschwächte ältere und kranke Menschen. Aber auch die weitverbreitete Anwendung von Kortison-Sprays bei Asthmatikern führt in vielen Fällen zum Mundsoor.

Weiße Beläge auf der Zunge

Bei etwa 60 % der Zahnprothesenträger sind auf der Gaumenschleimhaut und auf den Prothesenteilen Candida-Hefen nachweisbar, ohne daß der Patient Beschwerden davon verspüren muß. Das sich daraus entwickelnde Krankheitsbild wird in der medizinischen Fachsprache als chronisch-atrophische Candidose bezeichnet.

Achtung: Prothesenträger

Häufig erkennt man den Pilzerkrankten an seinen eingerissenen und entzündeten Mundwinkeln. Diese im Volksmund als „Faulecken" bezeichnete Erscheinung heißt in der medizinischen Fachsprache „Perlèche".

„Faulecken"

**Säuglings-
mund**

Bei Säuglingen und Kleinkindern ist nicht nur der Windelbereich häufig befallen, sondern auch die Haut um den Mund herum: Das Nuckeln am Schnuller läßt zwischen der Schnullerplatte und der Haut eine sehr feuchte Kammer entstehen. Unter diesen Bedingungen kann es durch die meist auch auf Schnullern zu findenden Hefepilze rasch zu langwierigen und schwer zu behandelnden Pilzinfektionen kommen. In den entsprechenden Abschnitten über Therapie und Vorbeugung finden Sie entsprechende Hinweise zu diesem Problem. Nur konsequente Behandlung von Kind und Schnuller kann zur Abheilung führen.

2.9. Leberschädigung

**Erhöhte
Leberwerte
auch ohne
Alkoholkonsum**

Sie haben bereits gelesen, daß Alkohol ein Gift (Mykotoxin) ist, das die Pilze bei Vergärung von Kohlenhydraten bilden, wodurch sie sich die Bakterien als Standortkonkurrenten vom Leibe halten. Ein Teil dieser verschiedenen Alkohole sind besonders giftige Fuselalkohole. Diese können noch rascher zu einer Leberschädigung führen als der Alkohol in den von uns genossenen Spirituosen. Deshalb ist eine Erhöhung der Leberwerte, wie sie typischerweise bei vermehrtem Alkoholgenuß gesehen wird, ein durchaus häufiger Befund. Unter entsprechender Pilzbehandlung gehen die Werte häufig dramatisch zurück. Insbesondere diejenigen Patienten, die vorher kaum Alkohol konsumiert hatten freuen sich sehr darüber. Häufig wurde ihnen ja ein nicht eingestandener Alkoholmißbrauch unterstellt.

2.10. Heißhunger, Unterzucker, Übergewicht

Hefepilze haben wie viele Parasiten das Bedürfnis, sich stets zu vermehren. Um ausreichend Nährstoffe für sein Wachstum zu bekommen, „verführt" der Hefepilz seinen Wirt, in diesem Falle uns Menschen, zu einem Eßverhalten, das für ihn günstig ist. Was wir in dieser Phase zu uns nehmen sind vorwiegend zuckerhaltige Speisen und Schleckereien, also leicht und schnell verwertbare Kohlenhydrate.

Pilz verändert Eßverhalten seines Wirts

Die dadurch in der Regel vermehrte Kalorienzufuhr ist eine der Ursachen für das bei pilzerkrankten Frauen und Männern oft zu beobachtende Übergewicht. Ein weiterer Grund dürfte im hormonellen Ungleichgewicht liegen, dessen Entstehung teilweise den Pilzen angelastet werden kann. Sie stören unseren Hormonhaushalt durch Bildung hormonähnlicher Stoffe. Die üblichen Diätkuren führen zu keinem wesentlichen Erfolg. Sie können das Problem noch verstärken. Bei der Pilzbehandlung sieht man dann häufig die „Pfunde purzeln" und das auch ohne wesentliche Einschränkung der Kalorienzufuhr.

Störung des Hormonhaushalts

Verweigert man dem Körper die rechtzeitige Zufuhr von Kohlenhydraten und Zucker, so entstehen Heißhungerattacken und Zeichen von Unterzuckerung (Muskelzittern, Schwitzen, Flirren vor den Augen, Doppeltsehen u.a.). Ein Grund dafür ist, daß die Hefepilze ja einen Teil der zugeführten Zuckerstoffe für ihren Stoffwechsel „abzweigen", bevor diese aus dem Darm ins Blut gelangen können. Dem Organismus fehlt also tatsächlich Zucker, so daß er Alarm schlägt.

Unterzuckersymptome sehr häufig

**Insulin-
gegenregulation**

Ein weiterer Grund für die häufig beobachteten Symptome von Unterzuckerphasen liegt im notwendigen Regulationsverhalten des Körpers, das durch Insulinausschüttung zustande kommt: die rasch aus dem Darm ins Blut gelangenden Zuckerstoffe erhöhen den Blutzuckerspiegel. Da dieser jedoch nur in geringem Umfang schwanken darf, wird von der Bauchspeicheldrüse sogleich das Hormon Insulin abgegeben. Dadurch kommt es häufig kurze Zeit nach Zuckeraufnahme regulativ zu einer überschießenden Blutzuckerabsenkung.

„Sugar blues"

Diese im amerikanischen Schrifttum als „Sugar blues" bezeichneten Symptome sowie die gesamte Ernährungsphysiologie (nicht nur bezüglich der Kohlenhydrate) sind in meinem Buch *„Ratgeber der gesunden Ernährung - Theorie und Rezepte nicht nur für Hefepilzpatienten"* ausführlich beschrieben.

2.11. Gelenk-, Muskelschmerzen

Sehr viele Pilzerkrankte leiden unter Gelenkbeschwerden und Muskelschmerzen, die keinem eindeutigen Krankheitsbild zuzuordnen sind. Oft werden diese Patienten dann zu Unrecht wie Rheumatiker mit starken Medikamenten behandelt, die ihrerseits das Abwehrsystem ungünstig beeinflussen, was wiederum das Pilzwachstum fördern kann. Aber auch bei nachweislich abgenützten (arthrotischen) Gelenken werden häufig vermehrt Schmerzen ausgelöst, die sich im Rahmen der Pilzbehandlung bessern (bis auf den Abnutzungsbelastungsschmerz).

**Teufelskreis
durch nicht
ursachen-
bezogene
Behandlung**

Wie es zu diesen Muskel- oder Gelenkschmerzen kommt, ist bisher nicht klar bewiesen. Sehr wahrscheinlich führen Überempfindlichkeitsreaktionen des Immunsystems gegenüber Stoffwechsel- und Zerfallsprodukten der Pilze dazu. Die neuesten immunologischen Erkenntnisse bezüglich der Immunsystemfehlsteuerung mit Bildung verschiedener Gewebshormone geben einen Erklärungsansatz dafür.

Noch nicht verstandene Immunreaktion

2.12. Ständige Müdigkeit, psychische Erscheinungen

Das Abwehrsystem führt einen dauernden und ohne Hilfe von außen kaum zu gewinnenden Kampf gegen die Pilze. Dabei kommt es nicht nur zu einer Erschöpfung des ständig überaktivierten Immunsystems mit Abwehrschwäche anderen Keimen gegenüber, sondern der gesamte Organismus wird in seiner Leistungsfähigkeit geschwächt. Die Psyche reagiert mit Stimmungsschwankungen bis hin zur Depressionen. Auch Merk-, Konzentrations- und Gedächtnisstörungen können sich einstellen.

Erschöpfung des überaktivierten Immunsystems

Diese Beschwerden werden leider oft als *„Befindlichkeitsstörungen"* von den in Anspruch genommenen Ärzten abgetan. Die Betroffenen werden nicht selten als primär psychisch gestört abgestempelt und deshalb falsch behandelt: z.B. mit Psychopharmaka. Diese mögen vielleicht die Depressionen unterdrücken, sie werden dem Immunsystem aber nicht gerade helfen, geschweige denn den Patienten in seinem Abwehrkampf unterstützen.

Falsche Behandlung verhindert Heilung

Besinnung auf sich selbst

An dieser Stelle sei erwähnt, daß es im Fall von psychischen Problemen und Depressionen gut ist, zu fragen, wo die Ursache hierfür liegt. Meist wirken mehrere Gründe zusammen. Depressionen können Auswirkung einer Erkrankung oder bestimmter Lebensumstände sein. Wichtig hierbei ist, wieder zu lernen, in sich zu gehen, ehrlich mit sich selbst zu sein und die Wünsche seines Herzens aufzuspüren.

2.13. Schlechte Haut, Akne, Haarwuchsstörungen

Die erwähnte Störung des Hormonhaushalts ist vermutlich auch für die unreine Haut, die fettigen, stumpfen Haare und den Haarausfall verantwortlich. Hierüber klagen viele pilzinfizierte Frauen, aber auch jüngere Männer.

Haarausfall, unreine Haut, Abszeßbildung

Gerade bei jüngeren Frauen kann man häufig eine der Pubertätsakne sehr ähnliche Hauterkrankung im Gesicht sowie an Dekolleté und Rücken beobachten. Dies gilt auch für immer wiederkehrende Abszeßbildungen sowohl bei Frauen als auch Männern.

2.14. Allergische Reaktionen

Erhöhte Allergiebereitschaft

Es wurde schon beschrieben, daß es zur Erhöhung der Allergiebereitschaft kommen kann. Daraus entsteht eine Reihe von Erscheinungen, die auf Unverträglichkeiten gegenüber Nahrungsmitteln, Pollen, sowie Tierhaaren und Stäuben zurückzuführen sind. Ein großes

Problem für die betroffenen Patienten ist auch die Überempfindlichkeit gegenüber allen möglichen alltäglichen Chemikalien:

➤ *Haushaltschemikalien, wie zum Beispiel Reinigungsmittel, Körperpflegemittel, Lösungsmittel.*

➤ *Umweltchemikalien, wie Autoabgase, Schadstoffe aus den Schornsteinen von Müllverbrennungsanlagen und Industriebetrieben.*

➤ *Zigarettenrauchbestandteile*

So sind auch chronischer Schnupfen, chronische Bindehautentzündungen, die Verstärkung eines Asthmas oder einer Neurodermitis sehr häufig Ausdruck eines durch die Pilzinfektion gestörten Abwehrsystems mit der Folge einer erhöhten Allergiebereitschaft.

Gestörtes Immunsystem

3. Notwendige Untersuchungen

Umfangreiche Diagnostik erforderlich

Ziel dieses umfangreichen Kapitels ist, Ihnen einerseits die verschiedenen Untersuchungsmaßnahmen vorzustellen. Andererseits sollen Sie die Bedeutung und die Notwendigkeit einer umfangreichen Diagnostik verstehen. Geben Sie sich nicht mit einer einfachen Stuhluntersuchung und der verharmlosenden Bemerkung „Pilze hat jeder" zufrieden. Eine Aussage darüber, ob ein Pilznachweis im Stuhl für Sie Krankheitsbedeutung hat, ist nur in der Zusammenschau Befunde möglich. In Tabelle 5 sind die meines Erachtens dringend notwendigen Untersuchungen hervorgehoben.

3.1. Stuhluntersuchung

Mehrfach-untersuchung notwendig

Keine kontinuierliche Ausscheidung

Die Stuhluntersuchung ist und bleibt eine der wichtigsten Maßnahmen, um eine Hefepilzinfektion im Darm nachzuweisen oder auszuschließen. Mindestens zwei Stuhlproben sollten in ein auf die Hefepilzdiagnostik spezialisiertes Labor geschickt werden. Diese Mehrfachuntersuchung ist notwendig, weil die Pilze mit dem Stuhl nicht kontinuierlich ausgeschieden werden, sondern sich eher in Nestern innerhalb des Stuhls auffinden lassen. Daher empfiehlt es sich auch, nach dem Durchmischen des Stuhls sieben bis acht kleine Pröbchen aus dem Stuhlgang zu entnehmen und in den dafür vorgesehenen Laborbehälter zu geben. Außerdem ist eine Vorbehandlung mit Obstessig (bei Erwachsenen) zu empfehlen.

Die Einnahme von verdünntem Obstessig soll die Ablösung der Pilze von der Darmwand begünstigen, so daß vermehrt Hefen mit dem Stuhl ausgeschieden werden. Dadurch versucht man, die Treffsicherheit der Stuhldiagnostik weiter zu erhöhen.

Obstessig

In einer dieser Proben sollte auch das Gleichgewicht der Darmbakterien untersucht werden, da dessen Störung für die Auswahl der einzuschlagenden Behandlung mitentscheidend sein kann.

Darmflora mituntersuchen

Das Ergebnis der Stuhluntersuchung wird meist in Form einer Keimzahl angegeben, wie zum Beispiel Koloniebildende Einheiten von Candida albicans je Gramm Stuhl. Diese Zahl wurde und wird vielfach noch als ein wesentliches Kriterium für die Behandlungsnotwendigkeit herangezogen. Sie ist jedoch nicht ausschließlich entscheidend. Bedenkt man, wie vielen Zufälligkeiten - Temperatur und Dauer des Transports im Sommer oder Winter - eine Stuhlprobe allein auf dem Weg ins Labor ausgesetzt ist, wird klar, daß diese Ergebniszahl nur von begrenztem Wert sein kann. Es gilt, weitere Untersuchungsverfahren zur Behandlungsentscheidung heranzuziehen.

Keimzahl KBE/g Stuhl

Keimzahl nicht allein maßgebend

Erheblich aussagekräftiger ist der Nachweis spezieller Pilzantikörper, der in vielen Labors möglich ist (siehe unter Punkt 1.7 und 3.3).

Immer sollten die *„Pathogenitätsfaktoren"* bestimmt werden, die aussagen, ob es sich bei dem nachgewiesenen Pilz auch um einen für den Patienten krankmachenden Keim handelt oder lediglich um einen harmlosen Schmarotzer.

Nachweis von Pathogenitätsfaktoren

Untersuchungsverfahren

Tabelle 5

1. Stuhluntersuchungen

zwei bis drei Untersuchungen
Analyse des Darmbakteriengleichgewichts
Candidaproteinase (Pathogenitätsfaktor)
Verdauungsleistung der Bauchspeicheldrüse

2. Abstriche

Zunge, Haut, Schleimhäute

3. Blutuntersuchungen

immer: Gesamt-Immunglobuline
immer: spezielle Candida-Abwehrstoffe ("Candida-Titer")
immer: wichtige Vitamin- und Mineralstoffspiegel
eventuell: Candida-Killing-Test
eventuell: Verhältnis TH1- zu TH2-Zellen
eventuell: Bestimmung des Interleukin 4
eventuell: Untersuchung auf chronische Virusinfektionen
eventuell: „Immunstatus" (Untergruppen der weißen
Blutkörperchen)

4. Urinuntersuchungen

Anzüchtung von Hefepilzen und Bakterien
eventuell: Bestimmung der Durchlässigkeit der
Darmwand

5. Untersuchung des Prostatasekretes

Anzüchtung von Hefepilzen und Bakterien

6. Familienuntersuchung

immer: zum Ausschluß weiterer Pilzträger in der
Familie

7. Bioenergetische Untersuchungen

Elektroakupunktur
Kinesiologie
Bioresonanztestung

Diese Pathogenitätsfaktoren sind spezielle Substanzen an der Pilzoberfläche (Candidaproteinase), die das beschriebene Andocken an die Darmschleimhautzellen erleichtern. Dies bedeutet:

Candida-proteinase

➤ *Proteinase-positive Pilzstämme sind ihrem Wirt gegenüber aggressiver als proteinase-negative.*

➤ *Durch das bessere Andocken der proteinase-positiven Hefen werden diese weniger ausgeschieden als proteinase-negative Stämme.*

Leider ergeben sich bezüglich dieses vermeintlich so objektiven Laborwerts gewisse Einschränkungen seiner Brauchbarkeit: Der Nachweis proteinase-negativer Hefen im Stuhl schließt das Vorhandensein anderer, proteinase-positiver, Stämme keinesfalls aus, die aber wegen der besseren Haftung an den Zellen der Darmschleimhaut nicht ausgeschieden werden.

Probleme der praktischen Aussage

Diese Einschränkung der Brauchbarkeit wird auch dadurch belegt, daß nicht selten deutlich erhöhte Pilztiter bei Patienten gefunden werden, die entweder keine oder aber proteinase-negative Stämme ausscheiden.

Interpretations-bedürftige Untersuchung

3.2. Abstriche von Zunge, Haut und Schleimhäuten

Abstriche sind schon seit Jahrzehnten übliche Diagnoseverfahren, um eine Infektion nachzuweisen. Abstriche der eventuell befallenen Körperstellen wie Zunge, Haut und Schleimhäute erhöhen die Treffsicherheit der Diagnostik und helfen, die Behandlungsbedürftig-

Von jeher übliche Untersuchung

*Hautabstriche
häufig nicht
aussagefähig*

keit in diesem Bereich festzustellen. Die Zuverlässigkeit insbesondere von Hautabstrichen ist allerdings eher fragwürdig, was nur zum Teil von der Technik der Probenentnahme abhängt.

Gurgeltest

Im Bereich der Mundhöhle hat die Untersuchung von Rachenspülwasser morgens vor dem Zähneputzen eine etwas höhere Treffsicherheit als der Zungen-Rachen-Abstrich. Dies trifft jedoch nur für gesunde Personen zu, nicht jedoch für Patienten. Bei diesen ist interessanterweise die Nachweishäufigkeit von Candida albicans im Zungenabstrich genauso hoch wie im Rachenspülwasser.

3.3. Blutuntersuchungen

*Verschiedene
Klassen von
Antikörpern*

Im Kapitel über das Immunsystem wurden die B-Lymphozyten und die Plasmazellen erwähnt, die Antikörper gegen Bakterien, Pilze oder Allergene bilden. Diese Antikörper nennt man *Immunglobuline*. Es handelt sich dabei um Eiweißstoffe unterschiedlichen Typs: zum Beispiel IgA für Immunglobulin A, IgG für Immunglobulin G und IgM für Immunglobulin M.

*IgM sehr häufig
deutlich erhöht*

Diese Abwehrstoffe lassen sich im Blut nachweisen. Ist der Wert von IgM erhöht, weist das auf eine verstärkte Aktivierung des Immunsystems hin, wie das zum Beispiel bei einer Hefepilzerkrankung häufig zu beobachten ist. Das erhöhte IgM ist natürlich kein Beweis für eine Pilzerkrankung.

Spezifische Antikörper gegenüber Hefepilzen geben genaueren Aufschluß über das Vorliegen der Pilzerkrankung, ihre Schwere und darüber, ob es sich um ein aktuelles oder ein eher schon zurückliegendes Problem handelt, also um eine sogenannte Erinnerungsreaktion des Immunsystems. Diese speziellen Antikörper (sog. *Pilztiter*) sind nicht bei jedem Befall des Darms nachzuweisen. Sind sie jedoch zu finden, und zeigen sie eine aktuelle Erkrankung an, so ist dies ein Zeichen für eine Auseinandersetzung des Immunsystems mit dem Keim. Werden im Blut keine Antikörper gegen Candida nachgewiesen, so schließt dies das Vorliegen einer Darminfektion jedoch nicht aus.

Spezifische Antikörper: aktuelles Krankheitsbild oder Erinnerungsreaktion

Achtung: Um einem häufigen Mißverständnis vorzubeugen, sei ausdrücklich betont, daß der Nachweis von Abwehrstoffen im Blut nicht gleichbedeutend damit ist, daß Pilze im Blut sind.

Treten Antikörper des Typs IgE in den Vordergrund, ist das ein Hinweis auf eine *Allergie gegenüber Hefepilzen.* Mit dem Nachweis dieser Immunglobuline (IgE) läßt sich aber primär nicht die Hefepilzerkrankung an sich diagnostizieren, sondern nur die allergische Reaktion des Immunsystems auf diese Erreger. Gleiches gilt für einen positiven Hauttest.

Allergie gegen Candida

Ein weiteres Testverfahren ist der *Candida-Killing-Test:* Spezielle weiße Blutzellen des Patienten (Phagozyten oder Freßzellen) werden im Labor mit Hefepilzen zusammengebracht. Dann beobachtet man, wie gut oder schlecht sie die Hefepilze angreifen, sich einverleiben (phagozytieren) und auch auflösen (opsonieren). Dieses spezielle Testverfahren sollte immer dann eingesetzt werden, wenn bei einem Patienten die übliche Therapie nicht anschlägt: der Grund dafür kann möglicherweise in einer Fehlfunktion dieser Freßzellen liegen. Sie sollte vor weiteren Versuchen einer antimykotischen Therapie behandelt werden.

Candida-Killing-Test

Fehlfunktion der Freßzellen: Ursache für Fehlschlag der Behandlung

Immunstatus: Hinweise auf Funktion des Immunsystems

Untersuchungen der verschiedenen Immunzellen (T4-Helferzellen, T8-Suppressorzellen) und andere Werte aus dem sogenannten *Immunstatus* tragen nur indirekt zur Diagnose der Hefepilzerkrankung als solche bei. Sie haben vor allem Bedeutung für die Beurteilung des Zustandes des Immunsystems. Daraus lassen sich dann wichtige Rückschlüsse auf die notwendigen Behandlungsmaßnahmen für das angeschlagene Immunsystem ziehen (siehe Kapitel 4).

Erhöhung der Allergiebereitschaft

Besonderes Augenmerk sollte in Einzelfällen auf das zahlenmäßige Verhältnis der TH1- zu den TH2-Helferzellen gelegt werden. Wie im Abschnitt 1.7. beschrieben, kommt es unter dem Einfluß von Candida albicans zu einer vermehrten Bildung von TH2-Helferzellen, die ihrerseits die Allergieneigung erhöhen. Sie tun dies über ihr Gewebshormon Interleukin 4, das die B-Lymphozyten bzw. die Plasmazellen zu vermehrter Bildung von Immunglobulin E anregt. Die Bestimmung der TH1- und TH2-Helferzellen sowie des Interleukin 4 im Blut kann manchmal helfen, letzte Klarheit zu bringen.

Weitere Belastungen für das Immunsystem

Gleiches gilt für *Bestimmung des Vitamin-, Mineral- und Spurenelementhaushalts* und die Prüfung des Blutes auf chronische *Virusinfektionen*, insbesondere Ebstein-Barr-Viren, Cytomegalie-Viren und Herpes-Viren: Mit diesen Untersuchungen gewinnt man Einblick in weitere häufige Belastungen des Abwehrsystems.

Routine-Untersuchung, erweiterte Untersuchung

Die zuletzt genannten erweiterten Blutuntersuchungen sind sicher nicht als Routinetests anzusehen. Einige Mineral- und Vitaminanalysen halte ich jedoch für so wichtig, daß ich sie fast immer gleich zu Beginn des Untersuchungsganges mitbestimmen lasse: insbesondere Zink (im Urin), Folsäure, Vitamine B1 und B6.

Die Erstuntersuchung des Blutes sollte natürlich auch so wichtige Bestimmungen umfassen wie Blutbild, Leberwerte, Blutzucker, Nierenwert, Eisen, Kalium, Calcium, Immunglobuline M, G und A.

Immer dabei!

3.4. Urinuntersuchungen

Neben den üblichen Routineuntersuchungen des Urins stehen folgende ergänzende Testverfahren für spezielle Fragestellungen zur Verfügung:

➢ *Anzüchtung von Candida albicans und natürlich auch von Bakterien aus dem Urin*

Pilzkultur im Urin

➢ *Der Nachweis des Candida-Antigens im Urin kann über immunologische Testverfahren versucht werden. Er ist jedoch ebenso wie die oben genannte kulturelle Anzüchtung der Keime nur selten erfolgreich, da die Ausscheidung der Hefepilze mit dem Urin .- wenn überhaupt - nur phasenweise geschieht.*

➢ *Lactulose- oder Mannitol-Test zur Bestimmung der Durchlässigkeit der Darmschleimhaut für sogenannte großmolekulare Stoffe, die später mit dem Urin ausgeschieden werden. Eine vermehrt durchlässige Darmschleimhaut (leaky gut) steht im Verdacht, auch Hefepilze leichter durchdringen zu lassen.*
Außerdem wird die häufig beobachtete Entwicklung von Nahrungsmittelallergien mit einer solchen größeren Durchlässigkeit der Darmwand in Verbindung gebracht.

„leaky gut" hilft den Pilzen

3.5. Untersuchung des Prostatasekretes

Chronische Prostatitis

Auch eine Anzüchtung der Hefepilze aus dem Sekret der Vorsteherdrüse des Mannes kann angebracht sein. Dies ist der Fall, wenn Hinweise auf eine chronische Entzündung der Prostata bestehen, oder aber immer wieder Infektionen bei der Partnerin ohne sonstige plausible Gründe auftreten. Im Rahmen einer solchen Untersuchung muß natürlich auch auf die noch viel häufigeren bakteriellen Infektionen der Prostata geachtet werden.

3.6. Untersuchung der Familienmitglieder

Familiäre Pingpong-Infektionen verhindern

Wegen der durchaus gegebenen Ansteckungsmöglichkeiten innerhalb einer Lebensgemeinschaft empfiehlt es sich, schon zu Beginn der Behandlung von Pilzpatienten auch deren Familienangehörige zu untersuchen. Hierdurch, beziehungsweise durch eine entsprechende Behandlung auch der befallenen Angehörigen, läßt sich das Risiko gegenseitiger Ansteckung verringern.

Im Hinblick auf den erkrankten Patienten sollte alles getan werden, um die Abheilung der Pilzinfektion zu ermöglichen und alles vermieden werden, was sie erschwert. Ein erhebliches Hemmnis für die Heilung kann eben eine solche immer wiederkehrende familiäre oder sonstige Ansteckung sein.

Meine Erfahrungen mit dieser Form der Familienuntersuchung und Therapie sind ausgezeichnet.

Die Patienten scheinen besser auf die Therapie anzusprechen und die Gefahr der erneuten Infektion innerhalb der Familie ist erheblich gemindert. Auch die gemeinsame Durchführung der Ernährungsumstellung kann dem Patienten sehr helfen, wenngleich die Strenge der Diätvorschriften nicht für alle Familienangehörigen gleich sein muß.

Gemeinsam geht die Diät leichter

Ich bin überzeugt, daß die anfänglichen Mehrkosten durch die deutlich besseren Therapieergebnisse auf längere Sicht gesehen aufgewogen werden. Zieht man nämlich eine ständige Wiederansteckung in Betracht, erstreckt sich eine Single-Therapie vom Zeit- und Kostenaspekt her womöglich ins Uferlose. Dazu kommt, daß auf dem Umweg über die Familienmitbehandlung viele Pilzträger mit einer Reihe bisher wenig beachteter Beschwerden einer Behandlung zugeführt werden, bevor schlimmere Erkrankungen durch die Pilze bzw. durch die Folgestörungen im Immunsystem bei ihnen eintreten können.

Anfängliche Mehrkosten helfen langfristig sparen

In Fällen immer wieder auftretender oder trotz ausreichender Behandlung nicht verschwindender Pilzbelastungen sollte man auch nicht unterlassen, die Haustiere zu untersuchen und bei Bedarf zu behandeln.

Haustiere als Pilzreservoirs nicht vergessen!

3.7. Bioenergetische Testung

Es gibt immer wieder Patienten, bei denen die durchgeführten Labortests keinen völlig eindeutigen Pilznachweis erbringen, obwohl diese Menschen ein Beschwerdebild aufweisen, das den damit vertrauten Behandler dringend eine Hefepilzinfektion des Darms einschließlich Gesamtreaktion des Organismus vermuten läßt.

Häufig falsch negative Stuhlproben

Leider ist die Häufigkeit falsch negativer Stuhlproben auch bei starkem Pilzbefall mit etwa 40 % sehr hoch! Um diesem Dilemma zu entkommen, wenden viele Ärzte und Heilpraktiker Untersuchungsverfahren an, die sich der Energiephänomene unseres Körpers bedienen:

Bioenergetische Untersuchungsverfahren

➢ *Elektroakupunktur nach Dr. Voll*

➢ *Bioresonanztestung*

➢ *Kinesiologie (Muskeltestverfahren)*

Ich selbst arbeite überwiegend mit der Bioresonanztestung, die mir in unklaren Situationen meist gute Dienste leistet.

Literatur-Hinweis

Näheres zu den energetischen Testverfahren und Behandlungsmethoden und insbesondere zu den Energiephänomenen, die unser Dasein ermöglichen, finden Sie in meinem Buch *„Neue Lebenskraft durch Bioresonanz - Diagnose, Therapie, Lebensweise"* (siehe Literaturverzeichnis).

4. Allgemeines zur Behandlung

Die Behandlung der Pilzinfektion wird in den folgenden Kapiteln genauestens beschrieben. Vorangestellt ist die Beschreibung der verschiedenen Therapiemaßnahmen. Wichtig ist bei jeder Behandlung - nicht nur eines hefepilzinfizierten Patienten - die Berücksichtigung der Gesamtsituation des Menschen, die Gesamtheit seiner Beschwerden und sonstige begleitende Erkrankungen (siehe Abbildung 5). Als Grundsatz kann gelten: nicht ein krankhafter Laborbefund soll behandelt werden, sondern der kranke Mensch.

Berücksichtigung der Gesamtsituation

In diesem Zusammenhang möchte ich Sie noch einmal an das Modell der Waage in Abbildung 1 erinnern, das Ihnen verdeutlichen sollte, daß der Eintritt einer Candida-Infektion meist bereits die Folge eines gestörten Immunsystems ist, gleichgültig ob gesamtkörperlich oder örtlich in der Darmflora. Deshalb sollte immer versucht werden abzuklären, warum das Abwehrsystem des Betroffenen die vorliegende Hefepilzinfektion überhaupt zugelassen hat.

Das Behandlung darf sich auch keinesfalls nur in der Gabe pilzabtötender Medikamente erschöpfen, sondern sollte immer versuchen, die tieferen Ursachen zu beseitigen. Es gibt hierbei viele Parallelen zum Geschehen der maskierten Allergie gegenüber Grundnahrungsmitteln, die ich in meinem Ratgeber *„Hilfe, Allergie! Allergiebehandlung konkret"* ausführlich abgehandelt habe.

Literaturhinweis

Dort habe ich die Situation des Allergikers mit dem Bild einer überlasteten Lokomotive beschrieben, die mit

> **Berücksichtigung der Gesamtsituation** Abbildung 5
>
> Der Pilzbefund im Darm muß im Gesamtzusammenhang der Erkrankung beurteilt und behandelt werden:
>
> **Vorgeschichte, Risikofaktoren, Beschwerden, Aggresivität des gefundenen Keims ...**

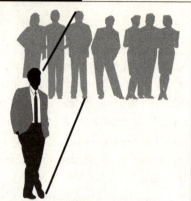

zu wenig Brennstoff für den Dampfkessel, fehlgeleitet durch eine falsche Weichenstellung (Candida albicans)

Dieses Bild ist in gleicher Weise auch für die meisten chronisch kranken Menschen, aber auch für die von einer Hefepilzinfektion Betroffenen anzuwenden. Daher möchte ich es Ihnen auch hier darstellen

4.1. Das Eisenbahnmodell

Überlastet mit zu wenig Brennstoff

Sie sehen eine Dampflokomotive, den Tender mit dem Vorrat an Brennmaterial, also den Treibstoff, und fünf Güterwaggons unterschiedlicher Bauart und Beladung. Zwei der Waggons sind völlig überladen. Der Brennstoffvorrat auf dem Tender ist alles andere als reichlich bemessen. Außerdem ist der Zug auf einer kurvenreichen, bergigen Strecke unterwegs.

Nicht gelöste Bremsen

Die Räder der Waggons sind dadurch schon in Mitleidenschaft gezogen und laufen nicht mehr rund. Zudem sind an zwei Rädern die Bremsen nicht gelöst, was jedoch auf der Abbildung nicht zu sehen ist. Nur die Lokomotive macht einen einigermaßen kräftigen und funktionstüchtigen Eindruck. Versuchen Sie herauszufinden, was mit diesem Bild gemeint sein könnte.

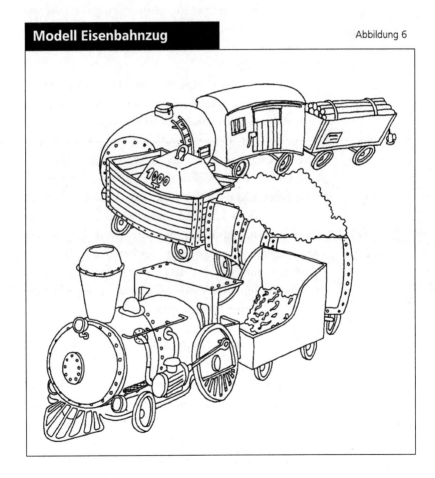

Modell Eisenbahnzug Abbildung 6

**Akupunktur-
meridiane**

Man braucht nicht viel Phantasie, um die Belastungen der Regulationssysteme (Überladung der Waggons und nicht gelöste Bremsen), und den Mangel an Mineralstoffen und Vitaminen (fast leerer Tender) mit dem Modell in Verbindung zu bringen: Die fünf Waggons sollen die fünf Gruppen von Energiemeridianen symbolisieren, die vier Räder der Waggons stellen die vier Meridiane einer jeden Gruppe dar. Einzig die Lokomotive braucht etwas Erklärung: sie versinnbildlicht unsere Konstitution bzw. die Lebenskraft, mit der uns Mutter Natur ausgestattet hat.

**Lebenskraft
als Lokomotive**

Sie können sich sicherlich vorstellen, daß bereits eine einzige nicht gelöste Bremse an einem der Waggons den Zug etwas langsamer macht und den Treibstoffverbrauch erhöht. Entsprechend stark wird der Zug natürlich verlangsamt, wenn die Waggons überladen und mehrere Bremsen wirksam sind. Wenn außerdem der Brennstoff nicht für eine Fahrt mit „Volldampf" reicht, wird auch die kräftigste Lokomotive ihr Ziel gar nicht oder nur langsam erreichen. Auf seinem Weg passiert der Zug viele Bahnhöfe und Weichen. Auch hier lauern Gefahren auf ihn. Eine davon ist die Fehlsteuerung im wahrsten Sinne des Wortes. Gemeint ist die Fehlsteuerung des Immunsystems durch eine Hefepilzinfektion des Darmes. Was bedeutet dies nun für die Behandlung des an einer Hefepilz-Infektion erkrankten und leidenden Menschen?

**Fehlsteuerung
durch Candida**

Ganz einfach: es kann und darf uns nicht nur darum gehen, gewissermaßen nebenher, die überwiegende Zahl der Hefepilze im Darm mit dazu geeigneten Medikamenten abzutöten! Vielmehr ist zu hinterfragen, warum das Abwehrsystem des Patienten die Infektion überhaupt zugelassen hat. Erst die Behandlung auch der

**Pilzabtötung
genügt nicht!**

72

Ursachen einer Pilzinfektion wird es ermöglichen, die Anfälligkeit des Patienten dauerhaft zu beseitigen. Die im folgenden beschriebenen Maßnahmen sind dafür dringen notwendig, um nicht zu sagen unerläßlich.

4.2. Die fünf Säulen

➤ *Anti-Pilzmedikamente (Antimykotika)*

➤ *Ernährungsumstellung*

➤ *Stützung und Aufbau von Immunsystem und Darmflora*

➤ *Bioresonanzbehandlung*

➤ *Colon-Hydrotherapie*

Fünf Säulen der Behandlung

Auf die medikamentöse Behandlung und die Ernährungsumstellung komme ich in den Kapiteln 5 und 6 zu sprechen.

Die Stützung und Verbesserung des Immunsystems (Immunmodulation) ist eine äußerst wichtige therapeutische Maßnahme im Rahmen der Behandlung einer Hefepilzerkrankung, wird aber häufig vernachlässigt. Sie beruht auf dem Aufbau einer gesunden Darmflora und auf der Zufuhr von fehlenden Mineralstoffen, Spurenelementen und Vitaminen, wobei insbesondere Selen, Zink, B-Vitamine und Vitamin C eine zentrale Rolle spielen. Auch Thymus- und Mistelpräparate können je nach Zustand des Immunsystems zum Einsatz kommen.

Immunmodulation oft vernachlässigt

4.3. Bioresonanzbehandlung

Verbesserung der Eigenregulation

Wenn die Möglichkeit besteht, diese sehr bewährte, wenngleich wissenschaftlich immer noch nicht anerkannte Methode anzuwenden, so sollte dies im Rahmen des Gesamtbehandlungsplans einer Pilzbehandlung unbedingt geschehen. Sie erlaubt, ohne Nebenwirkungen in Kauf nehmen zu müssen, neben der Aufhebung von individuellen Allergiemustern, wie z.B. Nahrungsallergien, eine rasche Wiederherstellung der meist stark beeinträchtigten Eigenregulation des Organismus.

Über Sinn und Notwendigkeit der Allergiebehandlung im Rahmen der Hefepilzerkrankung wird im Kapitel über die Vorbeugung noch berichtet. Es ist hier nicht der Platz, die Bioresonanzbehandlung im einzelnen zu beschreiben. Dies ist Aufgabe verschiedener Patientenratgeber, z.B. Dr. S. Dörfler: *„Neue Lebenskraft durch Bioresonanz - Diagnose, Therapie, Lebensweise"*, oder auch die Bücher von KEYMER und WILL zu diesem Thema.

Literaturhinweis

Energiefeld steuert chemische Vorgänge

Aus der Biophysik wissen wir, daß die chemischen Abläufe des Körpers von einem elektromagnetischen Energiefeld gesteuert werden, das ihn umhüllt und durchdringt. Die Bioresonanzbehandlung macht sich dies als Therapieverfahren zunutze. Sie setzt an der energetischen Steuerungsebene des Körpers an, statt in komplizierte, chemische Abläufe einzugreifen, wie das zum Beispiel bei Medikamenten geschieht.

Harmonische und disharmonische Schwingungen

Das Grundprinzip der Behandlung beruht auf der Beobachtung, daß unser energetisches Feld sowohl harmonische, d.h. stabilisierende als auch disharmonische Anteile enthält, wobei die disharmonischen Teile den krankmachenden oder pathologischen Schwingungen im Gesamtspektrum entsprechen. Ausgehend von dieser Tatsache wurden Geräte entwickelt, die eine entsprechende Trennung dieser Anteile mit nachfolgender Verstärkung oder Abschwächung ermöglichen, insbesondere aber eine spiegelbildliche Darstellung der krankmachenden Schwingungsmuster erlauben.

Durch die Bioresonanzbehandlung werden störende Schwingungen, ausgehend von krankmachenden Prozessen, vermindert bis eliminiert, um auf diese Weise den Selbstheilungskräften des Patienten Hilfestellung zu geben. Die Bioresonanzbehandlung ist demnach als Hilfe zur Selbsthilfe für das energetische System des Patienten zu verstehen.

Anregung der Selbstheilungskräfte

Im Zusammenhang mit der Pilzerkrankung geht es bei der Bioresonanzbehandlung um die Aufhebung von Allergiemustern gegen Grundnahrungsmittel und gegen die Pilze selbst. Ein wesentlicher weiterer Vorteil der Therapie liegt in der guten Therapierbarkeit der vielfältigen Auswirkung des Gärungsstoffwechsels im Darm. Außerdem konnte nachgewiesen werden, daß die Bioresonanztherapie die Anhaftfähigkeit von Candida an der Darmschleimhaut herabsetzen kann.

Allergiebehandlung

Vermindert Anhaftfähigkeit von Candida

In diesem Zusammenhang darf weiterhin nicht vergessen werden, daß neben der vermehrten Gärung (Zucker ergibt Alkohol und Kohlendioxidgas) im Darm häufig gleichzeitig eine übermäßige Fäulnis von Eiweißstoffen stattfindet. Dieser Fäulnisstoffwechsel im Darm ist ebenfalls mit Bildung von für uns schädlichen Stoffen verbunden: Indol, Skatol u.a. Diese sind nicht nur leberschädigend wie die Alkohole, sondern beeinträchtigen auch unsere Gehirnfunktionen.

Gärung und Eiweißfäulnis

Auch die Folgen dieses Fäulnisstoffwechsels lassen sich gut mit der Bioresonanzbehandlung therapieren. Andererseits ist es möglich, auch direkt auf Gärung und Fäulnis im Darm einzuwirken. Eine weitere Stärke der Bioresonanzbehandlung ist die Möglichkeit, die Entgiftung des Körpers anzuregen.

Entgiftung

4.4. Colon-Hydro-Therapie

Eine gute Möglichkeit, die Behandlung in der ersten Behandlungsphase, also während der Zeit der Pilzabtötung zu unterstützen, ist die Darmreinigung. Hierzu hat sich die *Colon-Hydro-Therapie* sehr bewährt. Es handelt sich dabei um eine Spülung des Darms, die mehrmals im Abstand von einigen Tagen durchgeführt wird. Der Spülflüssigkeit können Medikamente zugesetzt werden, die den Reinigungseffekt verstärken. Eines davon kann Phoenix Kalantol A® sein. Es enthält eine Reihe von Pflanzenextrakten. Die Colon-Hydro-Therapie unterstützt auch ausgezeichnet die allgemeine Entgiftung des Körpers und verhilft dem Darm wieder dazu, seine Funktion als Entgiftungsorgan zu erfüllen. Die Colon-Hydro-Therapie hat sich auch bei einer Vielzahl anderer Erkrankungen bewährt wie beispielsweise Verdauungsbeschwerden anderer Ursache, chronische Verstopfung, Allergien und so weiter.

Hervorragende Reinigung des Darms

Weitere Anwendungen

Während der Zeit der Pilzabtötung sollten also schon andere Maßnahmen zur Stärkung der Regulationssysteme ergriffen werden: orthomolekulare Nahrungsergänzung, Entgiftung, Bioresonanzbehandlung.

4.5. Entgiftungsbehandlung

Entgiftungs-systeme

Unser Körper besitzt im wesentlichen drei Entgiftungssysteme: die Nieren, den Darm, wozu auch das Entgiftungsorgan Leber gezählt werden kann und schließlich die Haut.

*Was die Niere nicht ausscheiden kann,
muß der Darm aus dem Körper befördern,
was der Darm nicht ausscheidet,
muß die Haut hinausschaffen.
Was die Haut aber nicht mehr ausscheiden kann,
das tötet den Menschen.*

Diese chinesische Sentenz weist eindringlich auf die Notwendigkeit hin, die Entgiftungsorgane zu pflegen. Dies gilt um so mehr, als im Zustand einer Pilzinfektion mit der entsprechenden Verschiebung der natürlichen Darmflora aus dem „Entgiftungsorgan" Darm häufig ein regelrechtes „Vergiftungsorgan" wird (siehe die Ausführungen zum Thema Gärungs- und Fäulnisstoffwechsel im vorigen Abschnitt).

Vergiftungs-organ Darm

Da aber der Darm im Rahmen einer Pilzinfektion einschließlich der damit verbundenen Störung der Darmflora und der Darmschleimhaut seine Entgiftungsfunktion meist nur noch unvollständig ausüben kann, kommt es ganz wesentlich auf die Förderung der Entgiftungsleistung der Nieren an. Darüber hinaus soll natürlich auch der Darm zur besseren Entgiftungsfunktion angeregt werden. Um dieses Ziel zu erreichen, kommen insbesondere eine *vermehrte Flüssigkeitszufuhr* und die Anwendung *pflanzlicher bzw. homöopathischer Arzneien* in Frage.

*Trinken und
Medikamente*

Außerdem ist auf eine Hautpflege zu achten, welche die Entgiftung fördert und nicht behindert, und zwar durch paraffinfreie Pflegeprodukte.

Vermehrte Flüssigkeitszufuhr

Nicht jedes Wasser ist geeignet

Gemeint sind *mindestens zwei bis drei Liter Wasser* und zwar in seiner natürlichsten Form, wie es als Quellwasser aus der Erde kommt. Die Angewohnheit der meisten Menschen, Flüssigkeit vorwiegend in Form von Säften und Limonadengetränken zu sich zu nehmen, ist wegen der damit zugeführten großen Menge an verschiedenen Zuckern (ca. 100 - 150 g Zucker pro Liter) aber auch Fruchtsäuren und Kalorien schädlich.

Sicherlich machen es da die Menschen besser, die reichlich verschiedene Tees mit unterschiedlicher Wirkung auf den Körper trinken. Allerdings gibt es auch dagegen gewisse Einwände:

Überreizung von Entgiftungs-Organen

➤ *Durch die unkontrollierte Zufuhr von Tees ist eine Überreizung verschiedener Energiesysteme (z.B. Niere durch Nierentees, Leber durch Stoffwechseltees etc.) denkbar, was durchaus auch Probleme nach sich ziehen kann.*

➤ *Allergien: Auch die Tees aus dem „Schoß der Natur" sind leider öfter unverträglich als man annimmt.*

➤ *Umweltbelastungen: Nicht zu unterschätzen ist auch die Möglichkeit, sich durch ständigen Genuß von Kräuter- und Früchtetees mit Umweltgiften zu belasten.*

Doch was ist die Alternative? Sicherlich nicht das Wasser aus der Leitung! Ein Nitratgehalt von 30 mg % (50 mg % ist der offizielle Grenzwert für Trinkwasser) würde bei einer täglichen Trinkmenge von 2 Litern zu einer Nitratbelastung Ihres Körpers von sage und schreibe 219 g/Jahr führen! Dabei ist die Menge an Nitratpökelsalzen in verschiedenen Nahrungsmitteln noch nicht mitgerechnet! Darüber hinaus ist in vielen Gegenden das Trinkwasser schon erheblich mit weiteren Giftstoffen belastet, so daß der *Genuß größerer Mengen an Wasser aus der öffentlichen Wasserversorgung nicht empfohlen werden kann!* Es bleiben zwei Auswege:

Leitungswasser nicht geeignet!

➢ *Quellwässer vom Typ "Volvic" o.ä., die nicht mit Kohlensäure versetzt sind. Gerade weil diese meist mineralarm sind, scheinen sie besser zur Unterstützung einer Entgiftungsbehandlung geeignet zu sein als die üblichen Mineralwässer. Deren in der Regel anorganische Minerale stehen - wie man zu wissen glaubt - dem Körper gar nicht in der Menge zur Verfügung, in der sie im Mineralwasser enthalten sind. Dadurch aber würden diese Minerale (leider oft auch Schadstoffe) die Entgiftungswege unnötig belasten.*

Mineralarmes Quellwasser

➢ *Trinkwasseraufbereitungsanlagen: Die Umkehrosmose bringt bezüglich der Filterung die besten Ergebnisse. Sie befreit das Wasser nicht nur von den Mineralen und Schwermetallen (was auch die Aktivkohlefilter können), sondern beseitigt außerdem alle anderen Schadstoffe, wie z.B. die chlororganischen Verbindungen (u.a. die Pflanzenschutzmittel), zu einem sehr hohen Prozentsatz.*

Osmosewasser

Da die Erhöhung der Trinkmenge nicht nur für die Zeit der Behandlung dringend notwendig ist, sondern auch für die Zeit danach, und da auch alle Familienangehörigen vorsorglich viel trinken sollten, ist die zunächst teuer erscheinende Anschaffung einer Trinkwasseraufbereitungsanlage langfristig gesehen eine gute Geldanlage. Bedenken Sie einmal, zu welchen Geldmengen sich im Laufe einiger Jahre der Kauf der Quellwässer summiert. Der Preis der Trinkwasseraufbereitungsanlage amortisiert sich sehr schnell.

Rasche Amortisation

Mit so einem Gerät läßt sich auch eine *weitere Empfehlung* verwirklichen: Waschen Sie Obst und Gemüse in diesem reinen Wasser, damit die aufgelagerten Giftstoffe besser entfernt werden als dies bei einem pestizid- und nitratbelasteten Leitungswasser der Fall ist.

Medikamentöse Unterstützung der Entgiftung

Für diesen Zweck eignen sich sog. Niederpotenzen aus der Homöopathie aber auch Pflanzenextrakte, wie sie in vielfältiger Form auf dem Arzneimittelmarkt zu finden sind.

Phönix Entgiftungstherapie

Eine der Entgiftungsreihen, mit denen langjährige gute Erfahrungen bestehen, ist die Phönix Entgiftungstherapie. Sie besteht aus drei Medikamenten (Phönix Antitox®, Phönix Solidago® und Phönohepan®). In der vom Hersteller empfohlenen Art und Weise angewendet, entfalten sie eine ausgesprochen starke entgiftende Wirkung, indem sie alle möglichen Entgiftungswege des Körpers ansprechen. Selbstverständlich ist auch hier eine ausreichende Trinkmenge Voraussetzung für die optimale Wirkung.

Bei Patienten, die in der Vergangenheit zu wenig getrunken haben, empfehle ich ein Einschleichen der Dosierung: den ersten Einnahmezyklus mit etwa einem Drittel der empfohlenen Menge, den zweiten Einnahmezyklus mit etwa zwei Dritteln der empfohlenen Menge und erst danach die volle Dosis. Zur Unterstützung der Entgiftung über das Lymphsystem ist die zusätzliche Einnahme von Phönix Lymphophön® in vielen Fällen hilfreich. Auch für die Auswahl der Zusatzmedikation zur Entgiftungsanregung gilt, daß sie möglichst über eine bioenergetische Testung bezüglich Notwendigkeit, Eignung und Verträglichkeit ausgewählt werden sollte.

Energetische Austestung sinnvoll

4.6. Unterstützende Behandlungsverfahren

Orthomolekulare Medizin

Darunter versteht man die hochdosierte und breitgefächerte Nahrungsergänzung mit Vitaminen Mineralstoffen, Spurenelementen, Aminosäuren usw. Der Nobelpreisträger PAULING hat sich jahrzehntelang mit der Bedeutung des Vitamin C beschäftigt. Er hat folgende Definition der Orthomolekularen Medizin gegeben:

Vitamine, Mineralstoffe Spurenelemente

*Orthomolekulare Medizin ist die Erhaltung
guter Gesundheit und die Behandlung
von Krankheiten durch Veränderung
der Konzentration von Substanzen,
die normalerweise im Körper vorhanden
und für die Gesundheit erforderlich sind.*

Keine allergisierenden Zusatzstoffe

Ein wesentliches Kriterium, das die orthomolekularen Medikamente von sonstigen Mineralstoff- und Vitaminpräparaten unterscheidet, ist die Vermeidung allergisierender Stoffe und Zusätze, soweit sie nicht für die Produktion der Kapseln oder Tabletten völlig unverzichtbar sind.

Es kann nicht Aufgabe dieses Ratgebers sein, die Bedeutung und Wirkungsweise der einzelnen in Frage kommenden Vitalstoffe zu beschreiben. Hierzu gibt es

Literaturhinweis

für Laien geeignete Literatur, z.B. das Buch von KUKLINKSI (siehe Literaturverzeichnis). Ich hatte Ihnen anhand des Modells eines Eisenbahnzuges das Problem der Mehrfachüberlastung unserer Regulationssysteme dargestellt. In diesem Modell erfüllen die orthomolekularen Medikamente die Funktion des Treibstoffs, also der Kohlen: ohne ausreichende Versorgung damit kann

Auswahl nach individuellem Bedarf

auch die stärkste Lokomotive nicht vorwärts kommen.

Es ist zwar nicht falsch, solche Präparate ungezielt einzunehmen, sofern sie das gesamte Spektrum der notwendigen Stoffe in einem ausgewogenen Verhältnis zueinander enthalten. Wesentlich besser ist jedoch die Austestung des Bedarfs, wozu insbesondere die bioenergetischen Verfahren geeignet sind. Zusätzlich zur breiten Basisversorgung ist natürlich der Ausgleich von Mangelsituationen dringend notwendig, wie sie sehr häufig bei Folsäure (ein Vitamin der B-Gruppe), Zink und Selen bestehen. Die Häufigkeit des Jodmangels ist regional sehr unterschiedlich.

Ausreichend hohe Dosierung

Wichtig ist die ausreichend hohe Dosierung dieser Medikamente. Mit Ausnahme von Vitamin A und D sind keine schädlichen Folgen einer Überdosierung möglich. Man weiß seit vielen Jahren, daß einige dieser Vitalstoffe in hoher Dosierung langfristig in der Lage sind, Herz-Kreislauf-Erkrankungen und Krebsleiden vorzubeugen. Seriöse und teilweise sehr groß angelegte Untersuchungen haben dies gezeigt.

Die orthomolekularen Medikamente entsprechen nicht den Vitamin- und Mineralstoffpräparaten, die Sie in den Apotheken oder neuerdings auch in Supermärkten angeboten bekommen. In aller Regel handelt es sich um speziell zusammengestellte Serien, die in Skandinavien, England oder Amerika hergestellt und von dort importiert werden. Eine mögliche Kontaktadresse habe ich Ihnen im Kapitel 10 aufgeführt. Es ist dies die Präparateserie, mit der ich, was Wirksamkeit und Verträglichkeit betrifft, seit geraumer Zeit gute Erfahrungen gesammelt habe.

Spezielle Präparateserien

Bezugsquelle

Die gesetzlichen Krankenkassen sind überhaupt nicht, die privaten Krankenversicherungen nur in Einzelfällen bereit, diese Präparate zu bezahlen, insbesondere da sie offiziell unter den Begriff Nahrungsergänzungsmittel oder Zusatzlebensmittel fallen.

Teezubereitungen

Insbesondere Lapachorinden-Tee und Mate-Tee haben eine unterstützende Wirkung bei der Hefepilzbehandlung. In letzter Zeit mehren sich Hinweise darauf, daß Billigangebote von diesen Tees „gestreckt" sind. Achten Sie beim Kauf auf entsprechende Qualität, die Sie am ehesten in Naturkostläden, Apotheken oder Reformhäusern erwarten können.

Lapacho-Tee Mate-Tee

Daneben sind auch die verschiedenen Leber- und Stoffwechseltees, also Entgiftungstees, sinnvoll. Wie im Abschnitt über die Entgiftung ausgeführt, sollten Sie jedoch nicht ausschließlich solche Tees trinken, sondern

Entgiftungs-Tees

Nicht nur
Tee trinken

überwiegend Wasser. Tees können jedoch zur gezielten Anregung verschiedener Körperfunktionen eingesetzt werden.

Heilfasten

Der vollständige Verzicht auf Nahrung und somit auch auf Zucker im Rahmen des Heilfastens wäre sicherlich einer der zuverlässigsten Wege, die Pilze im Darm auszuhungern. Dies birgt jedoch eine Gefahr in sich, wenn nicht vorher eine gründliche medikamentöse Antipilzbehandlung durchgeführt wurde:

Persorption
der Pilze
durch die
Darmwand

Die Pilze können sich in dieser Situation in eine andere Lebensform (Schlauch- oder Hyphenform) umwandeln und sich unter Umständen durch die Darmwand hindurchbohren, bis sie in die Blutbahn gelangen, wo sie sich vom Zuckergehalt des Blutes ernähren können. Dies könnte schließlich der Ausbreitung von Candida in den übrigen Körper begünstigen.

Aus diesem Grund rate ich vom Heilfasten vor einer gründlichen Verminderung der Pilze durch Antimykotika dringend ab: Der durch die Pilzinfektion geschwächte Organismus antwortet oftmals viel heftiger mit einer "Fastenreaktion", als einer, der schon durch Anregung der Immunfunktionen gestärkt ist. Dementsprechend gilt auch die dringende *Empfehlung:* niemals eine völlig zuckerfreie Diät beginnen ohne vorher bzw. gleichzeitig eine antimykotische Behandlung durchzuführen!

Vorsicht beim
Heilfasten:

Propolis

Propolis ist das Kittwachs der Bienen, mit dem sie ihren Stock reparieren und versiegeln. Seine Wirksamkeit gegen Bakterien, Viren und Pilze ist seit langem bekannt. Für die Darmpilzbehandlung oder zur örtlichen Behandlung von Wunden wird es bevorzugt in der homöopathischen Potenz D2 (Fa. Hanosan) angewendet. Auch eine gute ausgleichende Wirkung auf das Immunsystem ist beschrieben, die man zur Abwehrsteigerung, aber auch zur Allergiebehandlung nützen kann: der Pollenpatient nimmt das Präparat schon regelmäßig während des Winters ein (allerdings hier vorzugsweise die Urtinktur derselben Firma). Erfahrungsberichte sprechen von bis zu 80 % Besserung der Pollenbeschwerden bei längerfristiger Anwendung.

Wunderwaffe der Natur

Aloe

Die Verabreichung von Aloe in Kapselform wird von einigen Behandlern als sehr wirksam beschrieben. Ich bin überzeugt, daß in den nächsten Jahren die Antipilzbehandlung mit Hilfe der natürlichen Medikamente an Bedeutung erheblich zunehmen wird. Ob die pflanzlichen Medikamente die stärkeren Antimykotika (wie z.B. Nystatin) völlig ersetzen können, bleibt abzuwarten. Eine wesentliche Unterstützung der Behandlung ist auf alle Fälle mit Naturmedikamenten möglich.

Zunehmende Bedeutung

Teebaumöl

Gleiches gilt für die innerliche Anwendung des Teebaumöls zur Behandlung von Darmmykosen. Bei

Äußerlich gut wirksam

der äußerlichen Behandlung von Pilzerkrankungen von Haut und Kopfhaut hat sich das Teebaumöl durch seine Wirksamkeit seit längerem bewährt. Der breite Einsatz von Teebaumöl als Therapeutikum, aber auch unkritisch in Kosmetika, hat leider zur Folge, daß es in der Zwischenzeit zu den häufigsten Auslösern von Kontaktekzemen gehört.

Kaffeekohle mit Myrrhe

Auch diese Kombination, ergänzt durch Kamillenextrakt, zeigte in entsprechenden Untersuchungen eine gute Wirkung auf alle im Laborversuch getesteten Candida-Arten.

Lactulose

Stoff aus der Muttermilch

Dieser zuckerähnliche Stoff kommt natürlicherweise in der Muttermilch vor und fördert beim gestillten Kind das Wachstum der Lactobacillen im Darm. Lactulose wird auch eingesetzt zur Behandlung von chronischer Verstopfung und Darmträgheit aber auch bei den Folgen einer schweren Leberschädigung (Leberzirrhose). Neuerdings wird diskutiert, die Darmflora über die vorbeugende Gabe von Lactulose aufzubauen und stabil zu halten, um so ein Hefepilzwachstum im Darm zu erschweren.

4.7. Dauer der Behandlung

Die Dauer der Behandlung und der Ernährungsumstellung kann von Fall zu Fall sehr unterschiedlich sein.

Eines ist jedoch sicher: Eine Therapie mit einer Schachtel eines Antipilzmittels und der Versicherung „Damit ist die Sache schon vorbei und die Welt wieder in Ordnung", verdient die Bezeichnung *„Behandlung"* nicht!

Behandlung ernst nehmen

Auf die dringende Notwendigkeit einer Familienuntersuchung und die Mitbehandlung befallener Angehöriger und Partner wurde hingewiesen. Aus den dort gemachten Ausführungen lassen sich auch andeutungsweise Schlüsse für vorbeugende Maßnahmen ziehen.

Empfehlungen zur Vorbeugung sind neben einer mehrmonatigen weitgehenden (!) Meidung der ungünstigen Nahrungsmittel vor allem auch hygienische Maßnahmen. Ausführliche Informationen dazu finden Sie in Kapitel 7.

Gelockerte Diät für einige Monate

5. Medikamentöse Behandlung

5.1. Vorbemerkung

Eines der Standardmedikamente, die zur Behandlung von Pilzinfektionen verwendet werden, heißt Nystatin und ist in jeder Apotheke frei, d.h. ohne ärztliches Rezept, erhältlich. Dennoch sollte eine Pilzbehandlung ausschließlich durch den Arzt, am besten einen auf diesem Gebiet versierten Spezialisten, erfolgen. Von einer Selbstbehandlung ist trotz der genauen Anweisungen auf den folgenden Seiten dringend abzuraten.

Keine Selbst-
medikation

Oft wird eine Behandlung nach „Schema F" durchgeführt, die eine mehr oder weniger gute Wirkung zeigt. Hierbei besteht jedoch die Gefahr, daß bei geringerer Wirkung öfter unerwünschte Begleiterscheinungen auftreten als bei einer individuell angepaßten Therapie.

Energetische
Medikamenten-
vortestung

Eine Austestung des dem jeweiligen Krankheitsstadiums angemessenen Medikaments durch eine energetische Testmethode (zum Beispiel Bioresonanztestung, Kinesiologie oder Elektroakupunktur) ist der schematischen Anwendung zum Beispiel von Nystatin (siehe unten) überlegen. Der Vorteil hierbei liegt in der vorherigen (!) Austestung von Wirksamkeit und von möglichen Begleiterscheinungen der Medikamente. Das heißt, man versucht, durch die energetische Testung den Nutzen der Behandlung zu erhöhen und die Häufigkeit von Nebenwirkungen zu verringern. Das trifft insbesondere dann zu, wenn festgestellt werden soll, womit das Gleichgewicht der Darmbakterien und das Immunsystem wieder aufgebaut werden können.

Selten
Nebenwirkungen

Die verschiedenen Behandlungsschemata, wie beispielsweise das der Symbiose-Lenkung nach Prof. Her-
get mit Präparaten der Firma Pascoe zusammen mit der
Symbioflor®-Reihe, sind nach meiner Erfahrung trotz
des höheren Medikamentenaufwandes keinesfalls wirksamer als eine nach energetischen Gesichtspunkten
ausgetestete Medikation. Zu dieser können auch die
genannten Präparate gehören. Sie werden dabei aber
immer zum „richtigen" (eben ausgetesteten) Zeitpunkt
verabreicht, was bewirkt, daß sie vom Immunsystem
besser beantwortet werden.

Symbiose-
Lenkung

5.2. Nystatin

Handelsnamen: Biofanal® u.v.a..

Dieses seit etwa 1950 bekannte Medikament wirkt
pilzabtötend. Seine Wirkung ist auf den Ort der Anwendung beschränkt. Man spricht daher von einer „lo-
kalen antimykotischen Behandlung".

Nystatin wird als Flüssigkeit (Suspension), Dragees,
Tabletten, Salben, Mundgel, Vaginaltabletten und Va-
ginalsalben angewendet und zwar jeweils dort, wo ein
Befall mit Hefepilzen dringend vermutet oder nachgewiesen wurde.

Die ausschließlich örtliche Wirksamkeit hat zur
Folge, daß vom Nystatin keine den gesamten Körper
betreffenden systemischen Nebenwirkungen bekannt
sind, wenn man von der sehr seltenen Überempfindlichkeit auf den Wirkstoff einmal absieht. Wie auch bei
anderen Medikamenten gibt es gelegentlich Allergien

Örtlich
pilzabtötende
Wirkung

Keine
systemischen
Nebenwirkungen

oder sogenannte Pseudoallergien auf die Hilfsstoffe der jeweiligen Darreichungsform (also auf Trägermaterialien und andere Zusatzstoffe). An Begleiterscheinungen sind, allerdings bei sehr hoher Dosierung, Brechreiz und Durchfall möglich. Eine Verminderung der Zahl der eingenommenen Tabletten verschafft meist Abhilfe.

Schwangerschaft und Stillzeit

Selbst bei Schwangeren und stillenden Müttern kann das Medikament eingesetzt werden.

Nystatintabletten, -dragees

Tabletten oder Dragees zu 500.000 Einheiten.

Einnahme zu den Mahlzeiten

Um die Abschwächung der Wirksubstanz durch den sauren Magensaft zu verhindern, ist die Einnahme zu den Mahlzeiten günstig. Es empfiehlt sich, die Dosierung einschleichend mit 2 mal 1 Dragee zu beginnen und nach einer Woche auf 2 mal 2 bis 3 mal 2 Dragees bei Erwachsenen bzw. auf 3 mal 1 Dragee bei Kindern zu erhöhen (Kleinkinder bekommen nur die Suspension, da sie Tabletten nicht schlucken können).

Einschleichende Dosierung

Dem Einschleichen der Medikamentenmenge dient auch die Anwendung der Flüssigkeit für den Mund (siehe unten) vor Beginn der Tabletteneinnahme. Die langsame Erhöhung der täglich einzunehmenden Nystatinmenge ist aus folgendem Grund empfehlenswert:

Durch die Einwirkung des Medikaments stirbt rasch eine große Zahl von Hefepilzen ab. Dabei werden deren Stoffwechselgifte, wie auch die Pilzgifte und eine Menge anderer Zerfallsprodukte frei: Darauf reagiert entweder der Körper direkt mit unangenehmen Begleiterscheinungen oder das Immunsystem antwortet mit einer Überempfindlichkeit dagegen. Beides kann zu

90

einer anfänglichen Verschlimmerung des Beschwerdebildes führen. Wird zunächst geringer dosiert, sterben
pro Zeiteinheit weniger Pilze ab, so daß der Körper
leichter mit den anfallenden Giftstoffen fertig werden
kann.

*Reaktion auf
Zerfallsprodukte*

Nystatin-Suspension

Eine Darmbehandlung ohne gleichzeitige Sanierung
der häufigen Pilznester im Mundbereich kann nicht
erfolgreich sein. Aus der Mundhöhle, insbesondere aus
Zahntaschen, kariösen Zähnen und Zahnsteinauflage-
rungen wächst immer wieder Nachschub für den Darm
heran. Eine weitere Stelle, wo Pilze sich besonders gerne
aufhalten, sind Zahnprothesen und Zahnspangen. Darum gehört zu jeder Darmbehandlung mit Nystatin-
Tabletten oder -dragees immer auch die Behandlung der
Mundhöhle mit Nystatin-Suspension und Nystatingel.

*Nachschub
aus der
Mundhöhle*

Behandlung der Mundhöhle

Dreimal täglich mit jeweils drei Milliliter (ml) der
Flüssigkeit nach dem Zähneputzen *den Mund spülen.*
Das bedeutet: möglichst mehrere Minuten die Suspension in der Mundhöhle behalten und zwischen den
Zähnen durchziehen, ähnlich wie beim Zähneputzen.
Anschließend sollte diese Flüssigkeit geschluckt werden,
und zwar möglichst im Liegen, damit die Schleimhaut
der Speiseröhre mit einer Medikamentenschicht überzo-
gen wird. Zumindest am Abend sollte man die Suspension so schlucken.

*Spülen
und
schlucken*

Zähneputzen mit der Nystatin-Suspension: zweimal
täglich sollte zusätzlich nach dem üblichen Zähneputzen

*Zähne mit
Nystatin bürsten*

ein weiterer Reinigungsvorgang mit einer kleinen Menge Nystatin-Suspension auf der Zahnbürste erfolgen.

Problem Zahnprothese

Wie schon beschrieben, sind bei etwa 60 % aller *Zahnprothesenträger* Hefepilze am Gaumen und damit auch auf der Zahnprothese nachzuweisen. Diesen Infektionsherden ist mit der üblichen Spülung des Mundes meist nicht beizukommen.

Das optimale Vorgehen bei Prothesenträgern (auch bei Teilprothesen) ist die Anwendung spezieller Gels mit Nystatin, die sowohl am Gaumen als auch an der Prothese angewendet werden müssen. Die Reinigung der Prothese erfolgt wie üblich. Danach sollte sie nachts für einige Wochen - mit dem Gel behandelt - nicht in eine der üblichen Aufbewahr- oder Reinigungslösungen gelegt werden, damit das Nystatingel ausreichend Zeit zur Wirkung hat Der Gaumen sollte abends vor dem Zubettgehen ebenfalls mit dem Gel behandelt werden.

Nystatingel

Glas besser als Plastikdose

Denken Sie bitte auch an die *Aufbewahrdose aus Plastik*. Diese kann durchaus eine Quelle für erneute Infektion darstellen. Zu Beginn der Behandlung sollten Sie diese auf alle Fälle ersetzen. Besser wäre noch die nächtliche Aufbewahrung der Prothese in einem Glas, da Hefepilze an Glas nicht so anhaften können wie an Plastikbehältnissen oder -zahnputzbechern.

Problem Schnuller

Ein weiteres Problem stellen die *Schnuller* unserer lieben Kleinen dar. Am besten wäre es, zu Beginn einer Behandlung alle alten Schnuller wegzuwerfen. Die neuen sollten Sie jeweils auskochen und zumindest in der Anfangszeit der Behandlung mit Nystatingel eincremen. Nach Abheilen der Hauterscheinungen im Mund und um den Mund herum sollten Sie nochmals neue Schnuller besorgen.

Zahnsanierung: Wer schon längere Zeit den Zahnarzt nicht mehr aufgesucht oder seinen halbjährlichen Kontrolltermin nicht wahrgenommen hat, sollte dies dringend tun, um Zahnstein entfernen, kariöse Zähne reparieren und eventuelle Zahnfleischtaschen sanieren zu lassen. Auf die Problematik der quecksilberhaltigen Amalgamfüllungen für die Darmflora wurde bereits hingewiesen.

Karies, Zahnstein, Zahnfleischtaschen

Antipilz-Medikamente
Tabelle 6

1. Örtlich (lokal) wirkende Medikamente

Nystatin	(Biofanal® u.a.)
Amphotericin B	(Ampho-Moronal®)
Natamycin	(Pimafucin®)
Miconazol	(Daktar®)

2. Systemisch wirkende Medikamente

Ketoconazol	(Nizoral®)
Itraconazol	(Sempera®, Siros®)
Fluconazol	(Fungata®, Diflucan®)

5.3. Weitere örtlich wirkende Medikamente

Amphotericin B und Natamycin sind weitere örtlich wirkende Mittel, die seltener zum Einsatz kommen, da die möglichen Vorteile, z.B. des Amphotericin B gegenüber dem Nystatin aufgewogen werden durch den knapp doppelt so hohen Preis dieses Präparates.

Bezüglich der Darreichungsformen und ihrer Anwendung, der einschleichenden Dosierung sowie der

Amphotericin, Natamycin, Miconazol

möglichen unerwünschten Begleiterscheinungen bei ausschließlich örtlicher Wirkung gilt das beim Nystatin Gesagte auch für die anderen örtlich wirkenden Medikamente.

Amphotericin B auch systemisch anwendbar

Während beim Natamycin nur Lutschtabletten und Dragees zur Verfügung stehen, gibt es vom Amphotericin B eine breite Palette von Darreichungsformen. Außerdem kann es in schweren Krankheitsfällen auch gespritzt werden, so daß es seine Wirkung im gesamten Körper entfalten kann, ähnlich wie die folgenden systemischen Antimykotika.

5.4. Systemisch wirksame Mittel

Aufnahme in den Körper und Verteilung über das Blut

Diese durchwegs nur über eine ärztliche Verordnung in den Apotheken erhältlichen Medikamente sind nicht nur im Magen-Darm-Trakt (also nicht nur lokal) wirksam, sondern entfalten ihre Wirkung in praktisch allen Geweben des Körpers. Dorthin gelangen sie über die Blutbahnen, nachdem sie aus dem Darm in das Blut aufgenommen (resorbiert) wurden.

Ketoconazol Itraconazol Fluconazol

Der Einsatz dieser Medikamente trägt ein gewisses Risiko von Nebenwirkungen in sich, wobei die neueren Stoffe (Fluconazol und Itraconazol) besser verträglich sein sollen als das ältere Medikament Ketoconazol. Meine Erfahrung zeigt jedoch, daß auch bei Ketoconazol nicht häufiger Nebenwirkungen zu beobachtet sind als bei den anderen systemisch wirksamen Medikamenten zur Behandlung von Pilzerkrankungen.

Insgesamt scheint die Häufigkeit von Nebenwirkungen bei allen drei folgenden Stoffen recht niedrig zu sein, wenngleich in den Beipackzetteln natürlich alle - auch die seltensten - Begleiterscheinungen aufgeführt sind. Dies ist im deutschen Arzneimittelgesetz so vorgeschrieben, um den Patienten sachlich auch über sehr seltene Gefahren eines Medikamentes zu informieren.

Nebenwirkungen seltener als Beipackzettel vermuten läßt

Die systemisch wirkenden Mittel werden unter anderem dann eingesetzt, wenn ein hoher Antikörperwert gegen einen Pilz wie den Candida albicans unter der örtlichen Behandlung nicht absinkt oder eine solche Behandlung immer nur eine kurzzeitige Besserung bringt. In solchen Fällen ist davon auszugehen, daß im Körper Pilzherde vorhanden sind, die vom Nystatin nicht erreicht werden können.

Für Nystatin nicht erreichbare Pilzherde

Ketoconazol (Nizoral®)

Anwendung als Tabletten oder Salben. Außerdem als pilzhemmendes Shampoon (Terzolin®).

Auch als Shampoon

Beim Ketoconazol wird etwas häufiger als bei den beiden folgenden Medikamenten über Leberbelastungen berichtet. Daher gehört es in die Hand des erfahrenen Arztes. Meine Erfahrungen zeigen jedoch keine häufigeren Nebenwirkungen als bei den folgenden Präparaten.

Itraconazol (Sempera® ‚Siros®)

Anwendung in Kapseln. Neben den schweren Hefepilzerkrankungen werden auch viele andere Pilzerkrankungen des Körpers wie Haut- und Nagelpilze damit wirksam behandelt.

Nebenwirkungen

Nebenwirkungen: Übelkeit, Kopfschmerzen, Bauchschmerzen, Durchfall und Blähungen, selten auch Erhöhung der Leberwerte.

Fluconazol (Fungata® ‚Diflucan®)

Anwendung als Kapseln oder Saft, in schwersten Fällen auch als intravenöse Injektion. Unter anderem zur Kurzzeitbehandlung der Pilzinfektion des weiblichen Genitalbereiches geeignet.

Vorteil für die Behandlung, aber auch Nachteil bezüglich der Nebenwirkungen kann das bessere Eindringen den Fluconazol in das Gehirn sein.

Nebenwirkungen

Nebenwirkungen: Übelkeit, Kopfschmerzen, Blähungen, Bauchschmerzen und Durchfall.

Kontrolle von Leber- und Nierenwerten ist bei längerer Anwendung ebenso notwendig wie bei den zuvor genannten Medikamenten.

5.5. „Aufbau der Darmflora"

Ansiedlung von Darmkeimen umstritten

Diese Zielsetzung wurde absichtlich in Anführungszeichen gesetzt, da die Wiederansiedlung von „freundlichen" Darmbakterien durch die Gabe in Kapselform unter Experten umstritten ist. Das mag damit zusammenhängen, daß die mikroökologischen und biochemischen Vorgänge einschließlich Selbstregulation der Darmflora bis heute nicht eindeutig geklärt sind. Man kennt jedoch die meisten daran beteiligten Darmbakterien und weiß, daß sie erheblichen Einfluß auf die Steuerung (Modulation) des Immunsystems haben.

Medikamente

Praktiziert wird die Zufuhr von vermehrungsfähigen Keimen (zum Beispiel das Bifidus - und Lactobacillenpräparat Omniflora®) und Bakterienspaltprodukten. Diese beiden Medikamentengruppen werden unter dem Oberbegriff „Probiotika" zusammengefaßt. Erwägt man die kritischen Stimmen, würde der Effekt dieser Medikamente ausschließlich über die (Re-)Aktivierung des Immunsystems durch die Darmbakterien zu erklären sein (sogenannte Immunmodulation). Allerdings würde allein diese Wirkung der Medikamente bereits ihren Einsatz bei der Pilzerkrankung rechtfertigen.

Immunmodulation durch Probiotika

Egal, wer von den Fachleuten recht behält: Eine Behandlung des Darmes ohne nachfolgenden „Darmaufbau" beziehungsweise Immunmodulation ist unvollständig! Die Dauer einer solchen Aufbaubehandlung, läßt sich im Einzelfall nicht vorhersagen. Immer sind es jedoch mehrere Monate. In dieser Zeit stellt die Gabe solcher Medikamente neben der orthomolekularen Nahrungsergänzung die zentrale Maßnahme dar. Die bioenergetische Austestung hat gegenüber der schematischen Verordnung nach meiner Erfahrung wesentliche Vorteile.

Mehrmonatige Behandlung

Während dieser Behandlung und Aktivierung des Immunsystems sollte noch eine - wenn auch gelockerte – Antipilz-Diät eingehalten werden. Das mindert das Risiko eines erneuten Aufflackerns der Pilzerkrankung.

Diät vorsichtig lockern

Eine weitere günstige Beeinflussung der Darmflora ist über die Gabe folgender Mittel möglich:

Milchzucker

Nahrung für Darmflora

Er kann als einziger Zucker von den Hefepilzen nicht verstoffwechselt werden und hat nebenbei einen günstigen Effekt auf den Stoffwechsel der freundlichen Darmbakterien. Es gibt den Milchzucker auch in Kombination mit den sogenannten milchsäurebildenden Bakterien Lactobacillus und Bifidus zu kaufen.

Bifiduskeime im Joghurt

Diese werden häufig als Starterkulturen für Joghurtzubereitungen verwendet. Sie haben immunmodulierende Wirkungen. Selbstverständlich sollte im Fall einer Hefepilzerkrankung kein Joghurt mit Zucker verwendet werden. Übrigens können Sie leichte Verstopfung, insbesondere bei Säuglingen und Kindern, sanft mit Milchzucker beheben.

Lactulose

Stärkt Bifiduskeime

Dieses Präparat begünstigt das Wachstum der Bifiduskeime im Darm und fördert damit deren immunmodulatorische Wirkung. Gleichzeitig wird Wachstum und Ansiedelung der unerwünschten Candida-Hefepilze erschwert.

5.6. Kontrolluntersuchungen

Mit Kontrollen des Stuhls auf Hefepilze warte ich meist sechs bis acht Wochen nach Abschluß der Behandlung mit Nystatin oder Amphotericin B. Dies ist jedoch nur deswegen möglich, da ich mich bei der Entscheidung zu einem bestimmten Medikament für den

„Darmaufbau" von dem Ergebnis der energetischen Testung leiten lassen kann.

Besteht die Möglichkeit der Medikamententestung nicht, ist eine Stuhlkontrolle bereits zwei bis drei Wochen nach Ende der Nystatingabe sinnvoll. Hier empfiehlt es sich, wie bei der Erstuntersuchung, nicht nur eine Pilzkultur anzufertigen, sondern auch das Bakteriengleichgewicht im Labor bestimmen zu lassen.

Stuhlkontrollen

Die Überprüfung eines anfänglich erhöhten Pilztiters im Blut ist meist erst nach etwa 2 - 3 Monaten sinnvoll, um deutliche Unterschiede bei den Werten zu erhalten. Weitere Kontrollen sind abhängig vom Verlauf. Daß andere, anfänglich veränderte Blutwerte ebenfalls einer Kontrolle bedürfen, versteht sich von selbst.

Pilztiter

Ist kein Pilz mehr im Stuhl nachweisbar, so sollte nach einer weiteren aufbauenden Behandlung der Darmflora zunächst in halbjährlichen, später in jährlichen Abständen der Stuhl kontrolliert werden. Bei Wiederauftreten der Darmpilzinfektion ist selbstverständlich auch eine erneute zusätzliche Diagnostik, wie oben beschrieben, notwendig.

Teure, aber notwendige Kontrollen

Das hier vorgeschlagene Zeitraster hat sich gut bewährt, muß jedoch häufig an den individuellen Behandlungsverlauf angepaßt werden.

6. Sinnvolle Ernährungsumstellung

6.1. Vorbemerkungen

Nicht als Entbehrung ansehen!

Normalerweise haftet dem Begriff „Diät" etwas von Entbehrung an. Gerade bei der Antipilz-Diät ist das eher nicht der Fall, da man ja lediglich eine Ernährungsumstellung durchführt. Wird sie geschickt umgesetzt, werden Sie kaum Schmackhaftes und schon gar nichts Nahrhaftes vermissen. Im Gegenteil: Durch das Vorhandensein von großen Mengen an Hefepilzen im Darm muß Ihr Körper wichtige Mineralien und Vitamine entbehren. Sie werden entweder nicht ausreichend durch die Darmschleimhaut aufgenommen, nicht genügend von der Darmflora gebildet (bestimmte Vitamine) oder zu viel verbraucht (durch den ständigen Kampf des Immunsystems). Hier schafft die Diät Abhilfe bzw. Ausgleich.

Mehr Vitalstoffe und Ballaststoffe

Die Umstellung der Ernährung nach den jetzt folgenden Grundregeln (Tabelle 7) verhilft Ihnen zu einer Mehrversorgung mit wichtigen Vitaminen, Spurenelementen und Mineralstoffen. Darüber hinaus werden vermehrt Ballaststoffe zur Darmregulierung zugeführt, was die Entgiftung über dieses Organ fördert.

Bevor ich auf die Einzelheiten der verschiedenen Nahrungsmittelgruppen zu sprechen komme, möchte ich Ihnen einige Grundregeln für die Ernährungsumstellung an die Hand geben.

Goldene Regeln der Ernährung
Tabelle 7

Essen Sie

reichlich Ballaststoffe
Vollkorngetreide und Vollreis
viel Gemüse, teilweise roh

Verzichten Sie auf

Zucker
Weißmehl
Alkohol
Konserven und Fertigprodukte

Trinken Sie ausreichend

mineralarmes oder Osmosewasser,
Gemüsesäfte, Lapachorinden-Tee, Mate-Tee

Kaufen Sie mit Genuß und Bedacht ein!

Genießen Sie die neuen Nahrungsmittel!

Essen Sie sich auch später gesund!

Spaß am Essen

Wie erwähnt sollte die neue Ernährung nicht zu Entbehrungen führen, schon gar nicht im psychischen Bereich. Essen sollte weiterhin Spaß machen. Dies wird vor allem dann gut möglich sein, wenn Sie versuchen, mit anderen, neuen Nahrungsmitteln „spielerisch" und experimentierfreudig umzugehen: Niemand schreibt uns doch vor, daß wir unser ganzes Leben lang immer so essen müssen, wie wir es immer getan haben, bzw. wie es uns die Werbung unentwegt einzutrichtern versucht!

Keine psychische Entbehrung

Gehen Sie beispielsweise in ein italienisches Lokal und genießen Sie ein umfangreiches Menü:

Genießen Sie ein umfangreiches Menü

➢ *Auswahl vom Vorspeisenbuffet (in Öl und Kräuter eingelegte Gemüse), gefolgt von*

➢ *gemischtem Salat mit (wenig) Essig und gutem Olivenöl*

➢ *dazu gegrillter Fisch mit einigen kleinen Kartoffeln als Beilage*

Ohne süße Nachspeise

Eine süße Nachspeise sollten Sie sich verkneifen, ebenso wie Sie auf schweren Wein und Likör verzichten sollten. Gegen einen Espresso als Abschluß des schönen Essens im Kreis der Familie oder von Freunden ist natürlich nichts einzuwenden. Sie sehen, darben sollen Sie nicht. Allerdings sind wichtige Grundsätze zu beachten, die nun erläutert werden sollen.

Literatur-hinweis

Ausführlich dargestellt finden Sie Ernährungslehre, Warenkunde und vor allem über 100 Rezepte zur Antipilz-Diät in meinem *„Ratgeber der gesunden Ernährung - Theorie und Rezepte nicht nur für Hefepilzpatienten"*, der in Zusammenarbeit mit meiner Frau entstanden ist.

Zucker, Kohlenhydrate

Zucker ist neben Eiweiß und Fett der wichtigste Energielieferant für unseren Körper (Näheres zu den einzelnen Zuckerarten unter Punkt 6.3. „Kleines Zuckerlexikon").

Drastische Einschränkung beim Zucker

Die verschiedenen Zuckerarten werden vom Körper wie auch von den Hefepilzen in unterschiedlicher Schnelligkeit im Stoffwechsel verarbeitet. Wollen wir also das Wachstum der Hefepilze im Darm bremsen, sollten wir die Zufuhr von Zuckerstoffen einschränken, vor allem von solchen, die den Pilzen besonders gut bekommen. Die verminderte Zufuhr von schnell verwertbaren Zuckern (siehe Zuckerlexikon) stellt somit die wesentliche Diätmaßnahme dar!

Allerdings ist ausdrücklich darauf hinzuweisen, daß eine alleinige strenge Diät nicht in der Lage ist, Hefepilze abzutöten. Notwendigerweise muß eine antimykotische Behandlung hinzukommen! Sonst könnte die Gefahr bestehen, daß die Pilze sich in die schlauchförmige Lebensform umwandeln. In dieser können sie die Darmschleimhaut leichter durchdringen. *Also:* immer gleichzeitig Diät und pilzabtötende (antimykotische) Therapie zusammen durchführen.

Keine strenge Diät ohne gleichzeitige Behandlung

Ballaststoffe

Diese unverdaulichen Substanzen spielen für die Arbeit unseres Darmes eine entscheidende Rolle. Sie können weder von uns noch von den Pilzen verwertet werden und führen zu einer besseren Fortbewegung des Nahrungsbreis im Darm. Dadurch werden vermehrt Pilze ausgeschieden. Die an der Darmwand fest anhaftende Pilze können jedoch nicht losgelöst werden. Der Ballaststoffgehalt der Nahrung sollte erheblich gesteigert werden, was sich leicht durch vermehrten Genuß von Vollkornprodukten, Gemüse und Hülsenfrüchten erreichen läßt.

Ballaststoffe: mehrere Vorteile

Eine Erhöhung der Ballaststoffzufuhr soll übrigens auch das Erkrankungsrisiko für Dickdarmkrebs vermindern, da die raschere Darmpassage die Kontaktzeit krebsauslösender Stoffe mit der Darmschleimhaut verkürzt.

Senkung des Dickdarmkrebsrisikos

Gemüse und Salat

Mehr Gemüse und Rohkost

Gemüse und Salat sollten auf Ihrem Speiseplan ganz oben stehen und zwar möglichst aus kontrolliert biologischem Anbau, möglichst der Saison entsprechend und aus der Region stammend. Diese Arten weisen meist den geringsten Schadstoffgehalt, dafür aber den größten Vitamingehalt auf. Bereiten Sie das Gemüse so schonend wie möglich zu. Auf keinen Fall sollten Sie dazu die Mikrowelle verwenden. Über den Verlust an Vitalstoffen durch Lagerung und verschiedene Zubereitungsarten können Sie im erwähnten *„Ratgeber der gesunden Ernährung"* nachlesen.

Schonende Zubereitung

Bestimmten Sorten von Gemüsen und Salaten sagt man sogar eine besondere Anti-Pilzwirkung nach:

Weißkraut und Sauerkraut,
Zwiebeln und Lauch, scharfer Senf,
Rettich, Radieschen, Meerrettich.

Obst

Süßes Obst meiden

Da auch der Fruchtzucker im Obst von den Hefepilzen gerne und gut verarbeitet wird, sollte man den Verzehr von Früchten in der Anfangszeit der Pilzbehandlung stark einschränken. Das betrifft insbesondere süße Obstsorten wie zum Beispiel Bananen, Ananas, Birnen, Datteln, Feigen, Rosinen, Trauben, Honigmelonen, Mango, Mirabellen, Trockenobst, Süßkirschen. Alle übrigen Obstsorten sind grundsätzlich erlaubt, allerdings während der eigentlichen Behandlungszeit in etwas eingeschränkter Menge!

Fruchtzucker

Denken Sie bitte auch an das Weglassen von Marmeladen (auch Diabetikerprodukte wegen des meist darin enthaltenen Fruchtzuckers), Siruparten, Dicksäften und Fruchtsäften (auch von sogenannten „zuckerfreien"). Genauere Angaben über den Zucker- bzw. Kohlenhydratgehalt der verschiedenen Obstsorten (aber natürlich auch für alle anderen Lebensmittel) finden Sie im *„Ratgeber der gesunden Ernährung"*.

Keine Diabetikerwaren

Getränke

Trinken Sie reichlich mineralarmes Wasser bzw. Osmosewasser, Gemüsesäfte, Kräutertees, Lapacho- oder Mate-Tee. Schwarztee und Kaffee sind zwar nicht verboten, sollten aber auf ein bis zwei Tassen täglich reduziert werden. Ihre Trinkmenge sollte pro Tag zwei bis drei Liter betragen, zwei Liter davon Wasser. Ich darf Sie an dieser Stelle noch einmal auf den Abschnitt über die Notwendigkeit einer ausreichenden Entgiftungsfähigkeit hinweisen.

Trinken Sie 2 bis 3 Liter pro Tag

Nahrungsmittelzusatzstoffe

Meiden Sie Nahrungsmittel mit chemischen Zusätzen wie Farbstoffe, Konservierungsmittel und dergleichen. Mit anderen Worten: Minimieren Sie Dosenkost und abgepackte Lebensmittel, und essen Sie so oft wie möglich Frischkost (sie schmeckt ohnehin besser)!

Keine Fertig- und Halbfertigprodukte

Süßstoffe

Achtung bei Auswahl und Menge von Zuckerersatzstoffen

Bei der Antipilz-Diät spricht eigentlich nichts gegen die Verwendung von Süßstoffen, sofern es die richtigen sind:

➢ *Geeignet sind: Aspartam, Acesulfam, Cyclamat, Sacharin*

➢ *Nicht geeignet sind: Sorbit, Xylit und Mannit*

➢ *Streusüße: enthält neben dem Süßstoff Aspartam meist auch noch Maltodextrin als Füllmittel und sollte daher **nicht** verwendet werden.*

Die Gier nach Süßem abbauen

Achtung: Durch eine großzügige Verwendung von Süßstoffen bleibt die Gier nach Süßem erhalten. Gerade dieses Verlangen nach den falschen Nahrungsmitteln gilt es aber langfristig abzubauen.

Außerdem werden den verschiedenen Süßstoffen unterschiedliche schädliche Auswirkungen auf unseren Organismus nachgesagt.

Daher: Setzen Sie Süßstoffe nur begrenzt und mit Vernunft und ausgewogenem Gefühl ein!

Andere Süßungsmittel

Vermeintlich geeignete Ersatzstoffe

Nicht geeignet sind Honig, Birnendicksaft, Ahornsirup, Zuckerrübensirup und Ursüße.

Bedingt geeignet sind Malzprodukte aus Reis, Mais oder Gerste, die wesentlich mehr langkettige Kohlenhydrate als Zucker enthalten und daher schwieriger für die Hefepilze zu verwerten sind.

Essig

Eine Mischung aus drei Eßlöffeln Obstessig mit etwa einem Glas Wasser täglich eingenommen, soll die Ablösung der Pilze von der Darmschleimhaut begünstigen und allgemein die Entgiftung des Körpers fördern sowie das Immunsystem anregen.

Allerdings: Viele Patienten vertragen Essigprodukte nicht oder haben damit Probleme (Sodbrennen etc.). Hier gilt die Regel: Probieren geht über Studieren.

Regelmäßig Obstessig

Hefeprodukte

Prinzipiell dürfen Sie Hefeprodukte in geringem Umfang essen, sofern Sie darauf nicht mit einer Überempfindlichkeit reagieren. Ähnlich wie beim Essig würde sich diese mit Allgemeinbeschwerden, vor allem mit Unwohlsein im Bauch.

In diesem Fall sollten Sie alle hefehaltigen Nahrungsmittel völlig meiden bis die Pilzbehandlung abgeschlossen ist. Danach können Sie schrittweise Ihren Organismus wieder an den Genuß von Hefegebäck, Bier und andere Hefeprodukte gewöhnen.

Hefeprodukte häufig unverträglich

Dauer der Ernährungsumstellung

Über welchen Zeitraum Sie Ihre Ernährung umstellen sollen, ist schwierig zu sagen, da der Krankheits- und Therapieverlauf bei jedem Menschen anders ist.

Grundlegend halte ich für alle hefepilzinfizierten Patienten eine **mindestens drei- bis vierwöchige strenge Nahrungsumstellung** für notwendig.

Unterschiedlicher Krankheits- und Therapieverlauf

Diät und Behandlung gleichzeitig

In dieser Zeit wird auch die *Behandlung mit Nystatin* durchgeführt. In seltenen Fällen wird auch einmal der Einsatz der erwähnten systemischen Antimykotika zu erwägen sein. Dies hängt unter anderem von der Schwere der Erkrankung und von den Ergebnissen der Blutuntersuchungen ab.

Kontrolluntersuchung

Eine (energetische) Kontrolltestung gegen Ende der dritten bis vierten Woche gibt Aufschluß darüber, ob

➤ *weitere Antimykotikagaben notwendig sind, oder ob bereits mit dem „Aufbau der Darmflora" begonnen werden kann.*

➤ *die Ernährungsumstellung sehr vorsichtig wieder gelockert werden kann. Dies ist häufig der Fall, wenn die Diät vorher ernst genommen und eingehalten wurde.*

Weitere Beachtung der Grundregeln

Auch nach der Phase der strengen Diät müssen die oben beschriebenen Grundregeln beachtet werden: Also zum Beispiel die Meidung von Süßigkeiten und der vermehrte Genuß von gesunden, frischen Nahrungsmitteln. Ziel ist es, aus der anfänglichen Diät eine gesunde Lebenseinstellung zu machen, ohne daß bei gelegentlichen Diätsünden gleich der Zusammenbruch des Immunsystems zu befürchten ist.

Sich gesund ernähren heißt nicht, auf alles Lebenswerte zu verzichten. Ganz im Gegenteil. Nach einer gewissen Zeit erkennen wir wieder, was wir mit unserem Körper eigentlich alles anstellen.

Achtung Rückfallgefahr

Über eines sollten wir uns im klaren sein: Wenn wir zusehends in alte Eßgewohnheiten mit hohem Zuckerverbrauch, Genuß von konservierten Nahrungsmitteln etc. zurückfallen, so ist die Gefahr einer erneuten Pilzerkrankung recht hoch!

6.2. Stufenplan

Die Einteilung des gesamten Behandlungsablaufes in drei Stufen soll Ihnen geistig und praktisch helfen, Ihr Problem zu bewältigen (Tabelle 8). Man kann folgende Phasen unterscheiden:

➢ *Vorbereitung*

➢ *pilzabtötende Behandlung*

➢ *Stabilisierungsbehandlung*

Drei Phasen

Vorbereitung

Die erste Woche des Gesamtbehandlungsplans dient sowohl der geistigen Einstimmung als auch der praktischen Vorbereitung. Je besser Sie sich vorbereiten und auf die folgenden Wochen einrichten, um so leichter wird Ihnen die Zeit der strengen Nahrungsumstellung fallen.

Richtige Vorbereitung erleichtert Behandlung

➢ *Informationen sammeln, Bücher und Rezepte studieren, offene Fragen und Unklarheiten mit dem behandelnden Arzt abklären.*

➢ *Medikamente besorgen, Beipackzettel lesen und sich gegebenenfalls die Einnahme nochmals erklären lassen.*

➢ *Die süßen „Verführer" aus dem Hause verdammen (bei vielen Menschen wirken Süßigkeiten wie Suchtmittel).*

➢ *Bei Kindern müssen Sie unbedingt mit anderen betreuenden oder versorgenden Personen über die geplante Behandlung sprechen und um Mithilfe bitten (Omas und Opas, aber auch nette Tanten und Onkels sind manchmal gar nicht so einfach mit einzubeziehen!).*

Bezugspersonen informieren

109

Stufenplan

Tabelle 8

1. Vorbereitung

(Woche 1)

Informationen sammeln
Medikamente besorgen
Einkauf neuer Nahrungsmittel
Information von Bezugspersonen (bei Kindern)
Mehrere Zahnbürsten besorgen

2. Strenge Behandlungsphase

(Wochen 2 bis 5 oder länger):

Einnahme der Antipilz-Medikamente
Disziplinierte Antipilz-Diät
Beginn mit Anregung des Abwehrsystems
Orthomolekulare Nahrungsergänzung
Bioresonanzbehandlung
Colon-Hydro-Therapie
„Familienbehandlung"

3. Stabilisierungsbehandlung

(weitere 6 bis 9 Monate)

Aufbau der Darmflora
Lockerung der Diät
    beginnend beim Obst,
      weiterhin äußerst zurückhaltender „Umgang"
    mit Zucker und Weißmehl
Immunsystemstabilisierung
orthomolekulare Nahrungsergänzung
vorbeugende Hygienemaßnahmen
    einschließlich „Familienbehandlung"

**Essen
am Arbeitsplatz**

> ➢ *Planen Sie das Essen am Arbeitsplatz,
> im Kindergarten oder in der Schule.
> Häufig muß das Essen zu Hause vorbereitet
> und mitgenommen werden. Besorgen Sie
> entsprechende Transportgefäße.*

Folgendes sollten Sie sich außerdem rechtzeitig besorgen:

> *Mehrere Zahnbürsten für den häufigen Wechsel*

> *Kräuterzahnpasta ohne Schaummittel*
  (zum Beispiel von Weleda, Parodontax®
  oder Meersalz-Zahncreme)

> *Mate- oder Lapacho-Tee*

> *Milchzucker*

> *Eventuell geeigneten Süßstoff*
  (Aspartam, Acesulfam, Cyclamat, Sacharin).

Einkaufsliste

Beginnen Sie die Behandlung von Nagel- und Hautpilzen entsprechend den Verordnungen Ihres Arztes (z.B. Farbstoff-Pinselungen, Salben, Pumpsprays). Falls auch nur der geringste Verdacht darauf besteht, sollten Frauen ihren Scheidenpilz (andauerndes Jucken oder Brennen, Ausfluß) mitbehandeln lassen. In diesem Falle ist natürlich auch die Therapie des Partners notwendig.

Örtliche Behandlung

Einstellung: Stimmen Sie sich vor allem auch seelisch positiv auf die Behandlung ein. Glauben Sie an Ihre Heilung. Mit einiger Wahrscheinlichkeit wurde mit der Hefepilzerkrankung ein wesentlicher Verursacher für Ihre Beschwerden gefunden. Sie können nun entsprechend behandelt werden. Der Heilungsprozeß hängt entscheidend mit davon ab, wie stark Ihr Wille ist, alles für die Gesundung Ihres Körpers zu tun. Wenn Sie es nicht schon getan haben, sollten Sie lernen, Ihren Körper zu respektieren, zu pflegen und zu behüten, sprich zu lieben (Weiteres dazu unter Punkt 7.5 „Positives Denken").

Positive Grund- stimmung

Wille zur Gesundung

Behandlungsphase

Meistens vier Wochen

Dies ist die Zeit der Pilzabtötung mit den beschriebenen Medikamenten, z.B. Nystatin oder Amphotericin B. In diesen etwa vier Wochen dauernden Abschnitt fällt auch die strenge Antipilz-Diät. Diese Zeit der antimykotischen Behandlung kann jedoch auch länger dauern. Darüber gibt neben dem Beschwerdebild am besten wiederum die energetische Testung des Medikamentenbedarfs Auskunft.

Langsamer Dosisaufbau

Um die schon erwähnte Anfangsverschlimmerung bei Behandlungsbeginn zu vermeiden, bietet es sich an, die Medikamentenmenge der Antimykotika langsam zu steigern. Beispielsweise kann man mit der Mundflüssigkeit (Suspension) beginnen, die ja auch geschluckt werden soll. Das kommt einer einschleichenden medikamentösen Behandlung gleich. Abbildung 7 stellt den Behandlungsablauf mit Nystatin schematisch dar.

Absetzen und erneut einschleichen

Kommt es dennoch zur Verschlimmerung der Beschwerden, sollten Sie das weitere Vorgehen mit Ihrem behandelnden Arzt absprechen. Ein vorübergehendes Absetzen der antimykotischen Medikation mit einem erneuten, sehr langsamen Dosisaufbau bringt häufig die gewünschte Besserung.

Vitamine, Mineralien, Spurenelemente

Bereits in dieser Phase sollte eine Anregung des Abwehrsystems erfolgen. Wie erwähnt, leiden die meisten der mit Hefepilzen infizierten Patienten an einem Mangel an lebenswichtigen Mineralien, Spurenelementen und Vitaminen. Dies kann zu weiteren Einschränkungen in der Funktion des Immunsystems führen. Ersatz dieser Stoffe einerseits, aber auch die erhöhte Zufuhr andererseits ist ein wichtiger Bestandteil im Konzept der Abwehrkräftigung. Dies läßt sich am vorteilhaftesten über die Präparate der Orthomolekularen Medizin durchführen, die nicht nur ausreichend hoch dosiert und sinnvoll kombiniert sind, sondern - was besonders wichtig ist - frei von allergisierenden Hilfsstoffen sein sollten. Eine Präparateserie, mit der ich seit längerem gute Erfahrungen bezüglich Wirksamkeit und Verträglichkeit gemacht habe, ist in der Adressenliste im Anhang des Buches genannt.

Bezugsquelle

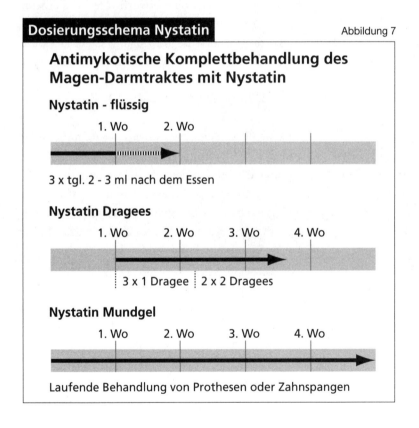

Abbildung 7

Stabilisierungsbehandlung

Dies ist die Zeit des „Darmaufbaus" bzw. der Stabilisierung des Immunsystems. In dieser Zeit kann die Diät etwas gelockert werden, wobei Süßigkeiten allerdings noch lange nicht auf dem Ernährungsplan stehen sollten. Jetzt dürfen Sie wieder fast unbegrenzt Obst essen. Die Stabilisierungsbehandlung kann je nach Schwere des Krankheitsbildes zwischen sechs und neun Monate, in manchen Fälle auch erheblich länger dauern. Hierzu zählt auch die Vorbeugung, damit Hefepilze wie Candida albicans nicht so bald wieder zuschlagen.

Diätlockerung beim Obst

6.3. Kleines Zuckerlexikon

Ob weiß, ob braun, also ob aus der Raffinerie oder naturbelassen - Hefepilze lieben alle Zuckersorten, mit Ausnahme des Milchzuckers. Lesen Sie bitte beim Einkaufen die Zutatenliste der verschiedenen Nahrungsmittel genau durch. Sie werden überrascht sein, wie selten Sie etwas finden, das *keinen Zucker* enthält. Selbst herzhafte Lebensmittel sind gesüßt.

Viele Nahrungsmittel enthalten Zucker

Übrigens: Nach deutschem Lebensmittelrecht bedeutet der Aufdruck „ohne Zuckerzusatz" nur, daß kein Haushaltszucker (Sacharose) zugesetzt ist. Dies schließt nicht aus, daß mit anderen Zuckerarten (Traubenzucker, Fruchtzucker, Malzzucker oder mit Honig o.ä.) gesüßt wurde. Bitte beachten Sie sorgfältig diesen Fallstrick der Kennzeichnungspflicht für Nahrungsmittel.

Ohne Zuckerzusatz

Man unterscheidet Einfachzucker von Zweifachzuckern und von Vielfachzuckern, sog. Kohlenhydraten. Einfachzucker bestehen aus einem Molekül Zucker, Zweifachzucker aus zwei solchen Molekülen, entweder

114

gleichen oder unterschiedlichen. Die Kohlenhydrate sind lange Ketten von Zuckermolekülen, die im Darm durch unsere Verdauungssäfte, aber eben auch durch die Hefepilze, abgebaut werden (ähnlich wie Sie eine Salami in dünnere oder dickere Scheiben schneiden). Die entstehenden Bruchstücke sind entweder Einfach- oder Zweifachzucker oder kurzkettige Mehrfachzucker, die weiter aufgespalten werden.

Aufspaltung der Kohlenhydrate

Traubenzucker

Einfachzucker aus einem Molekül Glucose. Auf den Packungen wird er auch als *Glucose* oder *Dextrose* angegeben. Aufgrund seiner guten Verwertbarkeit ein „gefundenes Fressen" für die Hefepilze.

z.B. Dextro-Energen®

Fruchtzucker

Einfachzucker aus einem Molekül Fructose. Dieser ist ebenfalls für die Ernährung der Pilze bestens geeignet und daher nichts für die Antipilz-Diät. Dies ist besonders zu beachten, da der Fruchtzucker ein beliebter Zuckeraustauschstoff in Diabetikerprodukten ist. Der Name kommt daher, weil er besonders reichlich in süßen Früchten vorkommt. Die Fructose ist eines der beiden Zuckermoleküle im

Achtung: Diabetiker-produkte

Haushaltszucker

Auf der Zutatenliste steht entweder *Zucker, Sacharose* oder *Kristallzucker*. Auch Kandiszucker, brauner Zucker oder Puderzucker bestehen aus Sacharose! Sie setzt sich zusammen aus je einem Molekül Fructose und Glucose.

Weißer Zucker

115

Malzzucker

Braunes Brot häufig gefärbt!

Dies ist ein Zweifachzucker aus zwei Traubenzuckergliedern, der viel in Backwaren (zum Braunfärben von Brot!) und im Bier vorkommt. Wegen seiner guten Verwertbarkeit ist er ebenfalls gutes Pilzfutter!

Reis- und Gerstenmalz in Maßen geeignet

Nicht verwechseln sollte man den Malzzucker mit dem Reis- und Gerstenmalz, das unter anderem von den Firmen Oryza und Arche über Naturkostläden vertrieben wird. Dieses besteht überwiegend aus langkettigen Kohlenhydraten, die von den Hefen nur langsam abgebaut werden können. Deshalb kann es in Maßen zum Süßen u.a. auch beim Backen verwendet werden.

Milchzucker

Hefepilze mögen keinen Milchzucker

Er gehört zu den Zweifachzuckern und besteht aus je einem Molekül Traubenzucker (Glucose) und Galactose und kommt viel in Milch und Milchprodukten vor, daher der Name. Von allen genannten Zuckern ist der Milchzucker der einzige, der von den Hefepilzen nicht verwertet wird, und daher von Pilzerkrankten unbedenklich genossen werden kann. Milchzucker fördert außerdem die Bakterien der Darmflora.

Gelegentlich unverträglich

Leider wird der Milchzucker gelegentlich nicht gut vertragen. Bei einem Teil dieser Patienten (insgesamt etwa 5 % der Bevölkerung) liegt ein Mangel an lactosespaltendem Enzym im Darm vor. Außer Blähungen bei einer Unverträglichkeit passiert aber nichts Schlimmes. **Also**: einfach ausprobieren!

Maltodextrin

Kurze Ketten von Traubenzuckermolekülen. Ebenso wie der Glucosesirup in vielen Fertigprodukten verwendet und ebenfalls ein gefundenes Fressen für die Pilze im Darm!

Glucosesirup

Konzentrierte Traubenzuckerlösung, die in vielen Fertigprodukten verwendet wird. Nichts für die Hefepilzpatienten.

Stärke

Stärke ist eine lange Kette von Zuckermolekülen. Sie schmeckt jedoch nicht süß, weil sie erst im Darm in ihre einzelnen Bestandteile zerlegt wird. Wie schnell dies geschieht, hängt von der Form dieser langen Molekülketten ab.

Form und Umhüllung entscheiden über Verwertbarkeit

Die Stärke aus Getreide, Reis, Mais oder Kartoffeln ist eine eher gerade Molekülkette, die von den Verdauungssäften, aber auch von den Hefepilzen rascher abgebaut werden kann als die

Stärke aus Hülsenfrüchten wie Erbsen, Linsen oder Bohnen. Diese besteht aus geknäuelten Ketten von Zuckermolekülen, die außerdem noch von einer großen Menge von Ballaststoffen eingehüllt sind. Für die Hefepilze, aber auch für unsere Verdauungsenzyme ist es daher schwieriger, den begehrten Nährstoff Zucker aus einer Portion Hülsenfrüchte zu gewinnen, als aus einer Nudelmahlzeit. Durch ihren großen Anteil an Ballaststoffen sind die Hülsenfrüchte sehr gut geeignet für unsere Antipilz-Diät.

Hülsenfrüchte gut geeignet

6.4. Geeignete und ungeeignete Nahrungsmittel

Eines der wichtigsten Anliegen dieses Buches ist, den Lesern praktische Hilfen zu geben. Die Übersichtstabelle mit geeigneten und ungeeigneten Nahrungsmitteln ist für Sie die wesentliche Informationsquelle für den Alltag.

Meiden Sie unverträgliche Nahrungsmittel

Neben Ihren ganz persönlichen Vorlieben und Abneigungen sind nicht selten Unverträglichkeiten gegenüber einzelnen Nahrungsmitteln von Bedeutung, die Ihnen unbemerkt Beschwerden bereiten können. Dazu müssen Sie kein generell allergisch veranlagter Mensch sein. Die Störung des Immunsystems und die vermehrte Durchlässigkeit der Darmschleimhaut für Nahrungsbestandteile führt bei der Hefepilzinfektion sehr häufig zu einer Nahrungsmittelallergie. Unverträgliche Lebensmittel sollten, soweit Sie Ihnen bekannt sind oder durch eine energetische Testung festgestellt wurden, bei der Zusammenstellung des Ernährungsplanes berücksichtigt, das heißt vermieden werden.

Strenges Reglement für begrenzte Zeit

Die Tabelle auf den Seiten 120 bis 123 stellt ein sehr einschneidendes Reglement der Ernährung dar, das meist nur für drei bis vier Wochen in dieser strengen Form eingehalten werden muß. Danach kann häufig - eine meßbare Besserung vorausgesetzt - während der Stabilisierungsbehandlung der Ernährungsplan sehr vorsichtig gelockert werden, insbesondere beim Obst.

6.5. Hinweise zu einzelnen Nahrungsmittelgruppen

Brot

Während der eigentlichen Behandlungsphase, also der Zeit der Pilzabtötung, ist eine disziplinierte Antipilz-Diät erforderlich. Brot sollten Sie in diesen vier Wochen erheblich einschränken. Als Ersatz - zumindest für das Frühstück - kommt ein aus Nüssen und Samen sowie verschiedenen Getreideflocken zusammengestelltes Müsli in Frage (siehe unten).

Brotersatz beim Frühstück

Beim Brot sollten Sie darauf achten, daß es mit natürlichem Sauerteig gebacken wurde und zu 100 % aus Vollkornmehl oder -schrot besteht. Ob der Teig grob oder fein ist, oder ob darin ganze Körner zu sehen sind, spielt keine Rolle. Eine dunkle Färbung des Brotes sollte Sie nicht täuschen: Sie kann durch eine Nachfärbung mit zucker- oder malzhaltigem Sirup zustande gekommen sein.

Achtung: gefärbtes Brot

Kaufen Sie Brot und Backwaren erst, wenn Sie Gewißheit über die Zusammensetzung haben. Gute Bäckereien geben gerne Auskunft oder haben sogar einen Aushang. Ein geringer Zusatz von Backhefe, wie er auch bei den allermeisten Sauerteigbroten üblich ist, muß Sie nicht beunruhigen, es sei denn, es besteht eine Hefeunverträglichkeit.

Fragen Sie den Bäcker

Günstige bzw. nicht erlaubte Nahrungsmittel im Rahmen einer Antipilz-Diät

erlaubt	nicht erlaubt
Getreideprodukte	
Alle Sorten Vollkorngetreide, Kleie, Getreideflocken, Buchweizen, Sauerteigbrot, "Backferment"-Brot, Vollkornnudeln, Vollkorn-reiskekse, Naturreis, Hirse	Alle Sorten ausgemahlene Mehle (Typen 405, 550, 1050 beim Weizen), Semmeln, Brezeln, Pizza, Nudeln, Kuchen, Gebäck, Zwieback, Toastbrot, Fertigbackmischungen, polierter oder Weißreis, Mais, Grieß (Weichweizen oder Hartweizen), Speisestärke, Sago
	Gesüßte Müslimischungen oder solche mit Trockenfrüchten oder Rosinen, geröstete und gesüßte Kleieprodukte
Milchprodukte	
Alle ohne Zusatz von Zucker: Buttermilch, Crème fraîche, Dickmilch, Hüttenkäse, Molke, Naturjoghurt, Trinkmilch, Schichtkäse, Sahne **Käse:** alle außer Brie, Cambozola, Camembert , Gorgonzola	Alle mit Zucker oder gezuckerten Fruchtzubereitungen hergestellten Milchprodukte Kefir (wegen des Alkoholgehalts)
Ost und Früchte	
Mäßige Mengen von: Äpfeln, Avocados, Brombeeren, Erdbeeren, Grapefruit, Heidelbeeren, Himbeeren, Holunder, Johannisbeeren, Mandarinen, Orangen, Preiselbeeren, Stachelbeeren, Wassermelonen, Zitronen	**Alle süßen Obstsorten:** Aprikosen, Bananen, Birnen, Feigen, Pfirsiche, Pflaumen, Rosinen, Weintrauben, Kompotte, Obstkonserven, Fruchtsäfte (auch ungezuckerte), Fruchtnektare, Obstdicksäfte, Marmeladen, Gelee, Milchprodukte mit Früchten

erlaubt	nicht erlaubt

Getränke

Landkaffee, Kaffee und Schwarztee (in Maßen) Mineral- und Heilwasser, insbesondere Osmosewasser oder Quellwasser, Limonaden mit Süßstoff (in Maßen), Kräutertees, Gemüsesäfte ohne Zuckerzusatz

Besonders günstig:
Lapachotee, Matetee

Bier, auch alkoholfrei, Wein (insbesondere wegen des Alkohols), Sekt, Schnäpse, Aperitifs, Liköre

Milchmischgetränke mit Zucker oder süßen Früchten Limonaden, Colagetränke

Fruchtsäfte, Fertigtees

Tierische Nahrungsmittel

Fisch, Fleisch, Schalentiere: Geflügel, Lamm, Rind, Wild, Schwein
Kabeljau, Lachs, Scholle, Forelle u.a. Fische
Frischwurst, Rauchfleisch, Schinken, **zuckerfreie** Dauer- und Streichwurst
Schalen- und Krustentiere,
Fischkonserven: nur in Öl
Eispeisen: alle, sofern ohne Zucker

Dauerwurstsorten mit Zucker oder Honig

Fischkonserven mit Saucen Fischmarinaden

Eiprodukte mit Zuckerzusatz

Nüsse, Samen

Cashew, Erdnuß, Haselnuß, Kokosflocken, Kürbiskerne, Leinsamen, Macadamia-Nuß, Mandeln, Mohn, Paranüsse, Pistazien, Pinienkerne, Sesamsamen, Sonnenblumenkerne, Walnüsse, ungesüßtes Nußmus

Edelkastanie

Alle gesüßten Nußzubereitungen.

Achtung bei gerösteten Nüssen, da sie oft gesüßt sind.

Günstige bzw. nicht erlaubte Nahrungsmittel im Rahmen einer Antipilz-Diät

Günstige bzw. nicht erlaubte Nahrungsmittel im Rahmen einer Antipilz-Diät

erlaubt	nicht erlaubt
Süßes, Süßungsmittel, Zuckeraustauschstoffe	
Milchzucker (Lactose)	Haushaltszucker, Candiszucker, Brauner Zucker, Ursüße, Trauben- und Malzzucker,
Kleinere Mengen von Reismalz oder Gerstenmalz	
	Birnen- und Apfeldicksaft, Honig, Ahornsirup
Süßstoffe: Aspartam, Acesulfam, Cyclamat, Sacharin	
	Schokolade, Marzipan u.a. Süßigkeiten
	Fertigkakaopulver, Pudding und Desserts, Eis
	Diabetiker-Süßwaren (wegen Fruchtzucker), Diabetikerkuchen
	Zuckeraustauschstoffe: Sorbit, Mannit, Xylit, Fruchtzucker, Süßstoffmischungen mit Fruchtzuckeranteil
Speisepilze	
alle Sorten	keine Einschränkungen
Fette und Öle	
alle Arten (auf Qualität achten!)	keine Einschränkungen

erlaubt	nicht erlaubt
Gemüse und Salate	
Alle frischen oder tief-gefrorenen Gemüsesorten:	Dosengemüse (da oft gezuckert)
Auberginen, Blumenkohl, Brokkoli, Chicorée, Chinakohl, Feldsalat, Fenchel, Gurken, Karotten, Kohlrabi, Lauch, Mangold, Oliven, Paprika, Petersilie, Radieschen, Rote Bete, Rot- und Weißkohl, Salate, Schnittlauch, Schwarzwurzel, Sellerie, Soja, Spargel, Spinat, Tomaten, Zucchini	Kartoffelfertigprodukte wie -püree, -klöße, -puffer Sojaprodukte mit Zucker
Sehr günstig:	
Knoblauch, Poree, Meerrettich, Kresse, Sauerkraut	
Jedoch nur wenig von:	
Bohnen, Erbsen, Kartoffeln, Mais	
Gewürze, Bindemittel, Soßen, Suppen	
Klare Brühen und Suppen, zuckerfreier Tomaten-ketchup, zuckerfreier Senf	Sojasoße, Hefeextrakt, Tomatenketchup mit Zucker, Dessert- und Puddingpulver, Soßenbinder, Instantsoßen
Kohlenhydratfreie Bindemittel wie Biobin oder Nestargel. Reines Kakaopulver, Gelatine, Essig, Kräuter, Pfeffer, Salz, Vanille, Zimt, natürl. Aromen	

Günstige bzw. nicht erlaubte Nahrungsmittel im Rahmen einer Antipilz-Diät

Kleiner Ausflug ins Lebensmittelrecht

**100 %
Vollkorn**

Der Wortzusatz „Vollkorn-" stellt nur im Zusammenhang mit „Brot" eine gesetzlich vorgeschriebene Zusammensetzung sicher: mindestens 90 % des Mehls müssen Vollkornmehl sein.

**Etiketten-
schwindel**

Bei allen anderen Bäckereiwaren garantiert Ihnen dieser Wortzusatz keinen Mindestanteil an Vollkornmehl, da für diese Produkte lediglich eine gesetzliche Empfehlung aber keine verbindliche Vorschrift besteht. *Ausnahme:* Grahambrötchen enthalten mind. 80 % Weizenschrot.

**Gefärbte
Semmeln**

Helle Brötchen und Semmeln, aber auch Roggensemmeln, Schrot-, Körner- und Vollkornbrötchen sollten Sie während der strengen Diätphase deshalb möglichst gar nicht und später nur selten essen. Natürlich sind auch die dunklen Semmeln oder Brötchen mit den wohlklingenden Bezeichnungen mit Malzzucker gefärbt!

Müsli für Frühstück und zwischendurch

Ein Müsli ist das Beste, was Sie Ihrem Körper geben können, zumindest vom Nährwert her. Die verschiedenen Zutaten dieses Müslis sind harmonisch aufeinander abgestimmt: Neben einer ausreichenden, langanhaltenden Sättigung ist eine vermehrte Zufuhr von Ballaststoffen, Vitaminen und Mineralstoffen das Geheimnis der Mischung.

**Hoher
Nährwert,
anhaltende
Sättigung**

Ein Tip vorweg: Verwenden Sie als Zutaten bitte nur hochwertige Ware, wie Sie sie in jedem Naturkostladen bekommen sollten. Angesehene Hersteller kontrollieren ihre Ware regelmäßig auf Pilzgifte, die besonders auf Nüssen immer wieder vorkommen können. Die nachfolgende Zutatenliste bietet Ihnen eine reichliche Auswahl an Variationsmöglichkeiten. Selbstverständlich können und sollen Sie die Zutaten entsprechend Ihren Vorlieben, möglichen Unverträglichkeiten gegenüber Milchzucker oder einzelnen Getreide- oder Nußarten auswählen und zusammenstellen.

Nach persönlichen Vorlieben abwandeln

Schmackhaft und saftig wird das Müsli, wenn Sie es mit Sauermilchprodukten mit rechtsdrehender Milchsäure anreichern. Zum Süßen können Sie neben Milchzucker auch begrenzt Süßstoffe verwenden

Sauermilchprodukte zugeben

Candida-Müsli

Tabelle 10

Müsli mit Nüssen, Samen und Getreideflocken
gesüßt mit Milchzucker

Zusammenstellung für ca. 10 Portionen:
(Aufbewahrung kühl, dunkel, fest verschlossen)

je 25 g	Mandeln, Cashew-Kerne, Kürbis- und Sonnenblumenkerne
ca. 50 g	Sojakerne
je 50 g	Getreideflocken: Hafer, Weizen, Roggen, Gerste
je 50 g	Hafer- und Weizenkleie, Leinsamen

Je nach Geschmack und Unverträglichkeit einzelner Bestandteile ist das Müsli sehr wandlungsfähig!

Getreide

kbA

Verwenden Sie nur Getreide aus kontrolliert biologischem Anbau (kbA)! Achten Sie darauf, nur das volle Korn zu verarbeiten.

Weizen, Dinkel, Grünkern, Kamut

Dinkel meist weniger chemiebelastet

Dinkel ist eine alte Weizensorte, die erst Anfang des 20. Jahrhunderts von den ertragreicheren modernen Sorten verdrängt wurde. Dinkel gedeiht weitgehend ohne Pflanzenschutzmittel und enthält etwas mehr Mineralstoffe als der Weizen. Grünkern ist ein vor der Reife geernteter Dinkel, der speziell geröstet wird.

Dinkel und Grünkern werden von vielen Menschen mit einer Weizenallergie ohne Beschwerden vertragen. Dies gilt auch für die Urweizensorte Kamut, die immer häufiger in Naturkostläden angeboten wird.

Roggen

Hoher Mineralgehalt

Roggen ist ein wichtiges Brotgetreide. Er benötigt zum Backen jedoch Hefezusatz zum Sauerteig. Solches Brot wird daher nicht von allen Patienten vertragen. Wegen seines hohen Gehalts an Ballast- und Mineralstoffen (Eisen, Kalium, Phosphor, Magnesium, Fluor) ist der Roggen sehr für eine allgemein immunstärkende Diät geeignet.

Hafer

Nicht nur für Kranke und Kinder

Wegen seines Fettgehaltes von etwa 10 % ist der Hafer eine ideale Kraftnahrung für Mensch und Tier. Außerdem ist er bestens für Kranken- und Säuglingskost geeignet.

Haferkleie bindet Stoffwechselschlacken im Darm und verhilft ihnen zu einer raschen Ausscheidung. Die Schleimstoffe des Hafers gelten als heilsam für Magen- und Darmschleimhaut.

Buchweizen

Er gehört botanisch nicht zu den Getreiden und ist bei einer Weizenüberempfindlichkeit meist gut verträglich. Allerdings beobachte ich doch immer wieder kombinierte Allergien. Da Buchweizen kein Klebereiweiß enthält, ist er auch für eine glutenfreie Ernährung geeignet. Buchweizen hat einen überdurchschnittlich hohen Gehalt an Vitamin E und hochwertigem Eiweiß (10 %).

*Glutenfrei
mit viel
Vitamin E*

Hirse

Hoher Gehalt an wertvollem Eiweiß (5 bis 15 %) sowie ein sehr großer Anteil an Vitaminen und Spurenelementen machen die Hirse zu einem der ernährungsphysiologisch wertvollsten Getreide. Hirse ist ebenfalls frei von Klebereiweiß.

Achtung: Hirse sollte man nicht roh essen, da sie eiweißschädigende Bestandteile enthält, die durch Kochen inaktiviert werden müssen.

*Viel Eiweiß
und Vitamine*

Gerste

Durch Schleifen wird die Gerste von ihrer harten Hülle (Spelze) befreit, wodurch wertvolle Minerale und Vitamine verlorengehen. Die klebereiweißfreie Gerste enthält viele B-Vitamine. Ein weiterer Verarbeitungsprozeß ist das Polieren, wodurch die Graupen entstehen. Diese sind für Pilzpatienten nicht geeignet.

*Nicht
geeignet*

Quinoa

**Quinoa
und
Amaranth:**

Dieses runde südamerikanische Korn hat einen ausgesprochen hohen Nährwert für uns: 16 % hochwertiges Eiweiß, 7 % Fett, 64 % Stärke. Daneben glänzt Quinoa mit einem hohen Gehalt an Vitaminen, Ballast- und Mineralstoffen. Quinoa ist bestens als Ernährungsbestandteil für unsere Belange geeignet.

Amaranth

**kaum bekannt,
hoher Nährwert**

Diese alte Fruchtpflanze der Indios aus Mittel- und Südamerika enthält sehr viel hochwertiges Eiweiß sowie Mineralstoffe und Vitamine. Amaranth ist sehr gut als schmackhafte und gesunde Ergänzung zu Müsli und Brot, aber auch für Gebäck geeignet.

**Gar- und
Quellzeiten**

Um Ihnen den Umgang mit den verschiedenen, teilweise fremden Getreidesorten zu erleichtern, sind Gar- und Quellzeiten in Tabelle 11 zusammengefaßt.

Gar- und Quellzeiten		Tabelle 11
Getreidesorte	**Einweichen**	**Garzeit**
Weizen	8 - 12 Stunden	60 Minuten
Dinkel	8 - 12 Stunden	50 Minuten
Grünkern	3 - 12 Stunden	40 Minuten
Roggen	8 - 12 Stunden	60 Minuten
Gerste	6 - 12 Stunden	30 Minuten
Hafer	ca. 3 Stunden	30 Minuten
Buchweizen	Nicht roh verzehren!	20 Minuten
Hirse	Nicht roh verzehren!	20 Minuten
Quinoa	Nicht roh verzehren!	15 Minuten

Kleine Mehlkunde

Die unterschiedlichen Mehltypen werden auf den Packungen mit einer Typenbezeichnung gekennzeichnet. Je niedriger diese Nummer ist, desto feiner ausgemahlen ist das Mehl und desto weniger geeignet ist es für die Ernährung im Rahmen der Antipilz-Diät.

Achten Sie auf den Grad der Ausmahlung

Weißes Mehl, Type 405, Type 550

Dies sind unsere üblichen Kuchenmehle aber auch die Mehle, aus denen die meisten Mischbrote gebacken werden.

Vollkornmehl

Vollkornmehl weist keine Typenzahl auf, da es alle Bestandteile des Getreidekorns enthält. Es ist für Hefepilzpatienten das am besten geeignete Mehl.

Type 1700

Grobkörniges Schrot mit den ballaststoffreichen und vitaminreichen Randschichten des Kornes. Es ist für die Antipilz-Diät geeignet.

Grahammehl

liegt im Ausmahlungsgrad zwischen Vollkornmehl und Type 1700. Es ist ebenfalls für die Antipilz-Diät geeignet.

Besondere Mehlzubereitungen

Sogenanntes doppelgriffiges Mehl, Instantmehl und Spätzlemehl sind ausgemahlene Mehle, die für die Diät *nicht* tauglich sind.

Gemüse

Daß Gemüse jede Menge Ballast- und Mineralstoffe sowie Vitamine enthält, ist lange bekannt. Neu ist jedoch, daß in einer Vielzahl von Gemüsen auch pilzhemmende Wirkstoffe zu finden sind, und zwar in:

Zwiebel, Porree, Schnittlauch, Knoblauch, Rettich, Kresse und Meerrettich.

Rohkost sehr vorteilhaft

Bei rohem Gemüse kommen die Pilze nicht so leicht an die im Nahrungsmittel enthaltenen Nährstoffe heran. Gleichzeitig wirken die pilzhemmenden Stoffe im rohen Gemüse stärker als im gekochten.
Also: Möglichst einmal am Tag rohes Gemüse essen!

Hülsenfrüchte

Hülsenfrüchte besser als ihr Ruf

Obwohl viele Menschen von Hülsenfrüchten Blähungen bekommen, sind sie für die Antipilz-Diät gut als Kohlenhydratlieferanten geeignet. Die Stärke liegt in einer verknäuelten Form vor und ist von reichlich Ballaststoffen begleitet und eingehüllt. Dadurch ist die Stärke der Hülsenfrüchte für die Pilze nicht so leicht verwertbar wie beispielsweise diejenige des Mehls.

Erbsen

Empfindliche Menschen können mit Hautausschlä-
gen auf die darin enthaltene Salizylsäure reagieren. Patienten mit erhöhter Harnsäure bzw. Gichtiker sollten
wegen des hohen Purinanteils die Erbsen eher meiden.

*Achtung:
Salizylsäure
und Purine*

Keimlinge und Sprossen

Der Vitamingehalt der Sprossen wird landläufig
überschätzt. In den meisten Gemüsesorten ist der Gehalt höher. Bei der für Keimung und Sprossung notwendigen Wärme und Feuchtigkeit wachsen natürlich
auch Schimmelpilze, die aus der Luft anfliegen, sehr gut!
Der Verzehr von Sprossen kann also zu einer zusätzli-
chen Pilzbelastung des ohnehin gestreßten Immunsystems führen!

*Vitamingehalt
überschätzt*

Sauerkraut

Ein großer Anteil an Ballaststoffen sowie der hohe
Gehalt an Milchsäure wirken sehr günstig auf Darm
und Bakteriengleichgewicht. Neuerdings vermutet man,
daß regelmäßiger Genuß von Sauerkraut die Bildung
von krebserregenden Stoffen im Darm vermindern
kann.

*Ballaststoffe
und Milchsäure*

Kartoffel

Entgegen früheren Behauptungen ist die Kartoffel
kein Dickmacher! Sie liefert kein Fett, sondern Stärke
und ein besonders wertvolles Eiweiß, das den Ernäh-
rungswert von tierischem Eiweiß übertrifft. Darüber
hinaus liefert die Kartoffel viel Vitamin C und B.

*Kartoffel kein
Dickmacher*

Der Kaloriengehalt von Kartoffeln ist niedriger als allgemein angenommen:

100 g Kartoffeln enthalten nur 92 kcal.!

Der hohe Ballaststoffgehalt der Kartoffel macht die Kartoffelstärke für die Pilze schlecht angreifbar. Daher sind Kartoffeln für die Antipilz-Diät besser geeignet als Brot. Im übrigen gibt es erheblich weniger Unverträglichkeiten gegenüber Kartoffeln als gegenüber Getreide. Die Verzehrmenge sollte in der strengen Zeit der Nahrungsumstellung jedoch nicht mehr als 150 g pro Tag betragen.

Nicht mehr als 150 g täglich

Fleisch

Unterschiedlicher Eisen- und Cholesteringehalt

Fleisch ist eine der wichtigsten Quellen für die ausreichende Eisenzufuhr, wobei dunkles Fleisch meist mehr davon enthält als helleres. Mäßiger Fleischgenuß (2 - 3 mal pro Woche) kann dem Pilzpatienten also durchaus zugestanden werden, es sei denn, er ist Vegetarier. Bei der Auswahl der Fleischsorten sollten Sie auf den Cholesteringehalt achten.

Näheres dazu und zu den Belastungen durch Umweltgifte und Medikamente beim Fleisch können Sie in den Büchern *„Ratgeber der gesunden Ernährung"* bzw. *„Neue Lebenskraft durch Bioresonanz"* nachlesen.

Lämmer nicht in Intensivmast

Wer Angst vor den Medikamentenrückständen in Mastfleisch hat, sollte auf Lammfleisch ausweichen, da die Lämmer kaum in Intensivmast gehalten werden, was bei Geflügel und Schwein sehr häufig der Fall ist. Allerdings ist wieder ein Trend zur artgerechten Tierhaltung spürbar. Fragen Sie Ihren Metzger oder suchen Sie nach einem entsprechenden Bauern, von dem Sie gutes und nicht belastetes Fleisch kaufen können.

Vom Schweinefleischgenuß ist grundsätzlich abzuraten. Allerdings ist es nicht sehr einfach, dem Schweinefleisch vollständig aus dem Weg zu gehen, da in fast allen Wurstsorten Schweinespeck verarbeitet wird. Dies gilt leider auch für die meisten Putenwurstsorten. Drängen Sie beim Metzger auf die Offenlegung der Inhaltsstoffe!

Meiden Sie Schweinefleisch!

Fisch

Die Vorteile von Fisch sind sein hoher Gehalt an wertvollem Eiweiß, Jod, Fluor und an Selen (ein Spurenelement, das große Bedeutung für viele Funktionen des Immunsystems hat). Fische stellen außerdem eine gute Vitaminquelle dar. Allerdings sind sie teilweise erheblich mit Schadstoffen aus der Umwelt belastet. Zuchtfische sind dagegen häufig medikamentenbelastet.

Jod- und Selenlieferant

Öle, Fette

Grundsätzlich sollten Sie großen Wert auf die Verwendung kaltgepreßter Öle legen. Allerdings sind diese praktisch ausschließlich für die Verwendung bei Rohkost und bei Salaten geeignet. Zumindest beim starken Erhitzen werden sie in ihrer Struktur verändert, so daß sie einen Teil ihres großen gesundheitlichen Wertes für uns einbüßen: die mehrfach ungesättigten Fettsäuren werden teilweise aufgesättigt.

Kaltgepreßte Öle

Wenn Sie diese Empfehlung beachten, dann ist Ihre Versorgung mit mehrfach ungesättigten Fettsäuren in der Regel gut gesichert. Diese haben im Organismus

Aufbau der Zellwände durch mehrfach ungesättigte Fettsäuren

vielfältige Funktionen. Sie dienen unter anderem als Grundstoffe für Zellwandbausteine. Gerade in dieser Funktion sind sie auch im Rahmen der Antipilz-Behandlung von großem Nutzen. Die durch eine Pilzinfektion geschädigten Darmschleimhautzellen können sich nur dann während einer Antipilz-Behandlung rasch wieder erholen, wenn genügend von diesen mehrfach ungesättigten Fettsäuren zugeführt werden. Einige von ihnen werden als essentielle Fettsäuren bezeichnet, da der Körper sie nicht durch Um- oder Abbau aus anderen Fettsäuren gewinnen kann. Deswegen ist er auf die Zufuhr über die Nahrung angewiesen ist. Die bekanntesten essentiellen Fettsäuren sind Linolsäure und Linolensäure.

Essentielle Fettsäuren

Entgiften durch Ölziehen

Auch das später beschriebene Ölziehen sollten Sie nur mit einem hochwertigen, d.h. kaltgepreßten Öl mit hohem Anteil an essentiellen Fettsäuren durchführen.

Eier

Vitamine, Mineralstoffe und Lecithin

Im Rahmen der Antipilz-Diät sind Eier ein günstiges Nahrungsmittel wegen der wertvollen Eiweißzusammensetzung und des Gehaltes an Vitaminen A, D, E und Gruppe B. Außerdem liefern Eier Kalzium und Eisen. Auch das im Eidotter enthaltene Lecithin wird für den Aufbau der Zellwände benötigt, ähnlich wie die oben beschriebenen mehrfach ungesättigten Fettsäuren.

Achtung: Cholesterin

Patienten mit hohem Blutcholesterinspiegel sollten jedoch beim Genuß von Eiern zurückhaltend sein, da das Eigelb sehr viel Cholesterin enthält. Diese Empfehlung ist gültig, obwohl nur knapp ein Drittel des Cholesterins im Blut aus der Nahrung stammt, während der Rest vom Körper selbst gebildet wird.

Milch und Milchprodukte

Ein hoher Gehalt an hochwertigem Eiweiß sowie an Vitaminen und Kalzium machen die Milch und die daraus gewonnenen Produkte zu wertvollen Nahrungsmitteln im Rahmen der Antipilz-Diät.

Eiweiß und Kalzium

Ein weiterer Vorteil der Milchprodukte liegt im Milchzucker, der die freundlichen Darmbakterien ernährt. Die in den gesäuerten Milchprodukten (Joghurt, Dickmilch etc.) enthaltene Milchsäure wirkt ebenfalls günstig auf das Darmmilieu.

Milchzucker und Milchsäure

Leider vertragen viele Menschen das Milcheiweiß nicht, wobei diese Unverträglichkeit meist in verborgener, also maskierter Form vorliegt. Darüber geben die üblichen Haut- und Bluttests nur selten zuverlässig Auskunft. Besser zum Nachweis einer Kuhmilchunverträglichkeit sind die energetischen Testmethoden (Kinesiologie, Elektroakupunktur oder Bioresonanz-Testung) geeignet.

Maskierte Milchallergie häufig

Mein Patientenratgeber *„Hilfe, Allergie! Allergiebehandlung konkret"* beschäftigt sich ausführlich mit den Folgen der maskierten Allergie gegenüber Grundnahrungsmitteln.

Käse

Käse ist erlaubt und durchaus erwünscht (siehe Milchprodukte*).* Meiden Sie jedoch Schimmelkäse wie *Gorgonzola, Brie und Camembert!* Sie alle sind mit Schimmelpilzen hergestellt und würden - obwohl es „gute" Pilze sind - die Hefepilzinfektion nicht gerade heilend beeinflussen.

Kein Schimmelkäse

Obst

Achtung: süßes Obst

Süßes Obst sollten Sie wegen des hohen Anteils an Fruchtzucker während der strengen Therapie- und Diätphase nicht essen. Dies gilt sowohl für frische, als auch für tiefgefrorene oder auf andere Weise konservierte Früchte. Nähere Angaben finden Sie in der Nahrungsmitteltabelle.

Vitaminversorgung durch Gemüse

Haben Sie keine Angst vor einem Vitaminmangel: wenn Sie dafür viel frisches Gemüse essen, nehmen Sie mindestens so viele Vitamine zu sich wie mit Obst. (Außerdem sollte Ihr Immunsystem in dieser Phase sowieso mit orthomolekularer Nahrungsergänzung unterstützt werden). Ansonsten kann in der Zeit der Stabilisierungsbehandlung natürlich gerade beim Obst zuerst die Beschränkung wegfallen, viel früher als bei Weißmehlprodukten oder gar Süßigkeiten!

Getränke

Keine Obstsäfte

Obstsäfte sollten Sie wegen des hohen Gehalts an Fruchtzucker und des auch bei hochwertigen Produkten oft noch zugesetzten Zuckers ganz weglassen!

Kein Alkohol

Wein, Bier und Schnaps sind während der strengen Diätphase unbedingt zu meiden. Das gilt auch für alkoholfreies Bier, da Malz und Gerste, also schnell verwertbare Kohlenhydrate, enthalten sind.

Tee und (begrenzt) **Kaffee** sind erlaubt.

7. Vorbeugung

Vorbeugung ist der beste Schutz vor einer Erkrankung. Zu diesem Thema hat sich im Verlauf der vergangenen Jahre ein eigener medizinischer Bereich entwickelt, der zunehmend an Bedeutung gewinnt: die sogenannte Präventivmedizin. Sie befaßt sich zum Beispiel mit der Früherkennung von Erkrankungen und der Erforschung ihrer Auswirkungen auf die Bevölkerung. Das Ziel ist, die Entstehung, Ausbreitung und Verschlimmerung von Krankheiten möglichst im Vorfeld einzudämmen.

Präventiv-medizin

Dieser Medizinbereich entwickelt sich immer weiter, was uns zum Teil in die günstige Lage der Aktion anstelle der Re-Aktion bei der Bekämpfung von Krankheiten versetzt. Für unseren speziellen Fall heißt das: Wir wollen alles dafür tun, eine Hefepilzerkrankung gar nicht erst entstehen oder wieder auftreten zu lassen. Die dazu notwendigen Maßnahmen und Regeln sind:

Aktion anstelle von Re-Aktion

➢ *Hygienische Maßnahmen*

➢ *Ernährung*

➢ *Entlastung und Kräftigung des Immunsystems einschließlich der Darmflora*

➢ *Meidung starker Medikamente bei leichten Erkrankungen*

➢ *Gebrauch unserer mentalen Kräfte*

137

7.1. Hygienische Maßnahmen

Körperpflege

Verwenden Sie möglichst pH-neutrale, nicht parfümierte und nicht konservierte Seifen oder Flüssigseifen. Waschlappen sollten Sie - wenn überhaupt - nur einmal benützen.

Paraffinfreie Hautpflege

Ideal, weil die Hautentgiftung nicht störend, ist eine sogenannte paraffinfreie Kosmetik, deren Bedeutung in meinem Buch *„Neue Lebenskraft durch Bioresonanz"* beschrieben ist. Eine mögliche Bezugsquelle ist im Anhang genannt.

Bitte verwenden Sie äußerste Sorgfalt auf das Abtrocknen nach dem Waschen oder Duschen. Kritische Stellen, wie zum Beispiel die Zehenzwischenräume, sollten Sie unter Umständen sogar trockenfönen.

Pilzabtötung erst ab 60° C

Tragen Sie möglichst nur Wäsche, die mit mindestens 60° gewaschen werden kann (besonders Unterwäsche und Socken/Strümpfe). Verwenden Sie gelegentlich Wäsche-Sagrotan für Dessous etc., achten Sie jedoch auf besonders intensives Ausspülen der Waschmittel- bzw. Desinfektionsmittelrückstände.

Halten Sie die Fingernägel kurz und sauber und ersetzen Sie alte Nagelbürsten und Nagelfeilen durch neue.

Monatshygiene

Vorsicht: Tampons

Menstruierende Frauen mit Neigung zu Pilzinfektionen sollten keine Tampons verwenden, da das Blut nicht abfließen kann und sich dadurch ein Paradies für die Pilze in der durch den Tampon verschlossenen

Scheide bildet. Wechseln Sie die Binden häufig, um den Genitalbereich trocken zu halten. Desinfizierende Waschmittel oder sonstige Pflegemittel, deren bakterientötende Wirkstoffe die erwünschte Haut- und Scheidenflora schädigen können, sollten Sie nicht verwenden.

Vaginalhygiene

Slipeinlagen mit Plastikschicht führen zu vermehrter Anfeuchtung der Genitalregion und fördern so ein eventuelles Pilzwachstum. Gleiches gilt für allzu eng anliegende Kleidung. Neuerdings wird von einem großen Hersteller gerade die Luftdurchlässigkeit seiner Slipeinlagen für Werbezwecke in den Vordergrund gestellt. Hoffentlich sind die Einlagen auch so gut, wie die Werbung verspricht.

Achtung: Slipeinlagen

Vaginalzäpfchen mit Laktobacillen helfen, die geschädigte Scheidenflora wieder aufzubauen (z.B. Vagiflor®). Nach der Behandlung einer Scheidenpilzinfektion sollte immer eine solche Aufbaubehandlung durchgeführt werden. Deren Dauer richtet sich im allgemeinen nach Ihrer Anfälligkeit für Pilzinfektionen im Genitalbereich: sie kann durchaus einige Wochen und Monate, evtl. auch vorbeugend durchgeführt werden.

Aufbau der Scheidenflora

Daß bei der Behandlung einer Scheidenpilzinfektion auch der Partner über mindestens fünf Tage konsequent mitbehandelt werden muß, versteht sich von selbst, wird jedoch leider viel zu oft vernachlässigt.

Nach Anwendung von schaumbildenden Verhütungszäpfchen sollten Sie sich besonders sorgfältig reinigen: Intensive Spülung der Scheide mit der Dusche, jedoch keine desinfizierenden Waschmittel, keine Intimsprays.

Keine des-infizierenden Waschungen

Zahnpflege

**Zahnbürsten-
wechsel**

Wechseln Sie bitte alle zwei bis drei Wochen die Zahnbürsten! Noch besser ist es, wenn Sie zwei davon benützen, abwechselnd eine morgens und eine abends. Dann kann immer eine davon austrocknen. Zusätzlich können Sie die Zahnbürsten in einem der üblichen Munddesinfektionsmittel aufbewahren. Gläser sind dazu besser geeignet als Plastikzahnbecher, da sich an ihnen weniger Keime ablagern können.

**Keine
Zahnbecher
aus Plastik**

Schädigen Sie nicht die gesunde Mundflora durch die Schaumbildner in den üblichen Zahncremes. Verwenden Sie statt dessen Zahnsalz oder Zahnpasta ohne chemische Zusätze (z.B. Kräuterpasta von Weleda, Parodontax® oder Urstoffzahnpasta).

Zahnseide

Säubern Sie Ihre Zahnzwischenräume einmal pro Woche mit Zahnseide. Regelmäßige Mundspülungen mit Pflanzenextrakten helfen beim Kampf gegen Pilze und unerwünschte Bakterien: Salbei, Kamille, Teebaumöl, Pfefferminze sind besonders günstig.

Zahnprothesen und Zahnspangen

**Prothesenpflege
und
Aufbewahrung**

Nach intensiver Pflege und Reinigung mit handelsüblichen Reinigungsmitteln sollten sie *sehr gründlich* mit reichlich klarem Wasser vor dem Einsetzen ins Gebiß abgespült werden, um zu vermeiden, daß Rückstände des Reinigungsmittels Reizungen an der Mundschleimhaut hervorrufen bzw. die erwünschten Bakterien der Mundhöhle schädigen. Die Aufbewahrung sollte besser in einem Glas als in den üblichen Plastikdosen erfolgen, da diese - wie Zahnbecher - häufig Sitz von Pilzkolonien sind.

Haarpflege

Nach dem Waschen mit milden und hautfreundlichen Shampoos (idealerweise aus Naturstoffen) immer gründlich trockenfönen, insbesondere am Nacken und am Haaransatz (letzteres gilt vor allem bei langen Haaren). Wetgels halten die Kopfhaut lange feucht und machen sie dadurch anfällig für Pilzerkrankungen.

Gut trockenfönen

Gemeinsame Familienhaarbürsten sind ebenso unhygienisch wie Nagelbürsten oder Zahnbürsten für die ganze Familie. Haarbürsten sollten trocken und luftig (nicht in einer Schublade) aufbewahrt werden.

Pilzübertragung durch Kämme und Bürsten

Problematisch ist die Verwendung einer Bürste für mehrere Kunden beim Friseur ohne Zwischendesinfektion! Hier besteht Infektionsgefahr (häufiger allerdings mit Trichophyten als mit Candida)!

Brusthygiene beim Stillen

Meiden Sie eng anliegende Büstenhalter mit hohem Anteil an synthetischem Gewebe! Diese führen zusammen mit der austretenden Milch und der Körperwärme zu einer feuchtwarmen Kammer mit hervorragenden Wachstumsbedingungen für Pilze. Saugen Sie austretende Milch mit - möglichst keimfreien - Läppchen aus der Apotheke auf. Diese Kompressen sollten natürlich nach jedem Stillvorgang erneuert werden, um die Brustwarze und ihre Umgebung trocken zu halten. Dies vermindert das Infektionsrisiko erheblich!

Kompressen halten die Brust trocken

Waschen und pflegen Sie die Brust möglichst nicht mit desinfizierenden Waschlotionen oder bakterientötenden Salben (von den seltenen Infektionen einmal abgesehen). Die bakterientötenden Wirkstoffe würden

Schonen Sie die Mundflora des Säuglings

nämlich auch nicht vor der Mundflora des Säuglings halt machen, die ihn bis zu einem gewissen Grad vor Pilzinfektionen schützen kann.

Babypflege

Feuchte Kammer
in der Windel

Einmalwindeln mit ihrer Plastikhülle sind unbestritten sehr praktisch. Allerdings: Ihre Undurchlässigkeit führt trotz der Anpreisungen der Werbung zu einer „feuchten Kammer" mit hervorragenden Wachstumsbedingungen für Pilze.

Wickeln Sie sehr häufig und verwenden Sie nur wenig Cremes. Trocknen Sie die Haut nach dem Waschen sorgfältigst ab, eventuell auch mit dem Fön (natürlich nicht zu heiß!).

Vom Po
in den Mund

Achten Sie darauf, daß das Baby die Pilze nicht vom Po über die Hände in den Mund überträgt (wenngleich sich das nicht immer vermeiden läßt). Beachten Sie selber natürlich auch diese große Gefahr einer Infektion für Sie auf diesem Weg!

Schnuller
auskochen,
häufiger
wechseln

Desinfizierende Schnullertinkturen können ebenfalls die erwünschten Bakterien der Mundschleimhaut und damit die Pilzabwehr stören: Auskochen der Schnuller und anschließendes trockenes Aufbewahren bis zum Gebrauch sind ausreichend.

Wäschepflege

Tragen Sie nur Wäsche, die bei mindestens 60° in der Waschmaschine gewaschen werden kann. Teure Dessous sind leider sehr häufig Pilzreservoirs: Wegen des hohen Synthetikanteils müssen sie bei niedriger Temperatur und wegen der schönen Spitzen meist von

Gefährliche
Schönheit

Hand gewaschen werden. Eine Möglichkeit, solche Wäsche weitgehend keimfrei zu machen ist Wäsche-Sagrotan® oder ähnliche Produkte. Allerdings sollten Sie darauf achten, die Wäsche nach der Anwendung *sehr gründlich* zu spülen, da sonst im empfindlichen Genitalbereich Reizungen durch Desinfektionsmittelrückstände nicht ausbleiben dürften.

Wäsche-desinfektion

Turnschuhe sollten Sie nicht ohne heiß waschbare Socken tragen. Nach dem Sport müssen die Schuhe gut austrocknen und auslüften.

Turnschuhe, Hausschuhe

Fußpilzerkrankte sollten ihre Hausschuhe gegen Ende der Pilzbehandlung wegwerfen und sie vorher nicht mehr ohne Socken verwenden.

Im Winter empfiehlt es sich, unter Wollsocken dünne, heiß waschbare Baumwollsocken zu tragen.

Bad, Dusche, Toilette

Teppichvorleger im Bad, die nicht regelmäßig mit mehr als 60° gewaschen werden können, stellen ein großes Risiko für die Übertragung von Pilzen dar. Die beliebten Anti-Rutschmatten sind ein sehr schlimmes Übel im Bad. Schimmel- und Hefepilze finden hier reichlich Platz und Nährboden zum Überleben. Falls Sie nicht darauf verzichten können oder wollen, sollten Sie diese Matten nach dem Gebrauch desinfizieren, sehr heiß und gründlich nachspülen und dann zum Trocknen aufhängen. Auch Toilettensitze sind mögliche Hefepilzüberträger. Für die Benutzung öffentlicher Toiletten auf Reisen gibt es Papierauflagen zu kaufen. Die Toiletten zu Hause sollten Sie natürlich gründlich reinigen, gelegentlich desinfizieren und die Desinfektionsmittelrückstände wieder gründlich abwischen.

Badezimmer-teppiche und Antirutsch-matten

Toilettensitze

7.2. Ernährung

Kein Rückfall in alte Gewohnheiten

Während der Antipilz-Diät ist Ihnen hoffentlich die vollwertige Kost schon zur Gewohnheit geworden. Vermutlich haben Sie längst verspürt, wieviel mehr an Gesundheit und Lebenskraft Sie durch die neue Ernährungsweise dazugewonnen haben. Warum sollten Sie also wieder völlig davon abgehen? Fallen Sie nicht wieder in alte Gewohnheiten zurück! Im Gegenteil: Bauen Sie Ihre neu gewonnene Lebenseinstellung weiter aus!

Keine strenge Diät auf Dauer

Selbstverständlich müssen Sie nicht auf Dauer die strenge Nahrungsumstellung einhalten, aber folgende Punkte sollten Sie auch nach Abschluß der langen Nachbehandlungszeit beachten: Essen Sie weiterhin möglichst

➢ *wenig Zucker und Weißmehlprodukte*

➢ *reich an Vitaminen und Mineralstoffen*

➢ *reich an Ballaststoffen*

➢ *abwechslungsreich*

➢ *ohne persönliche Allergieauslöser*

7.3. Entlastung und Kräftigung des Immunsystems

Nahrungsallergien; Bioresonanzbehandlung

Leider verlaufen viele der Nahrungsunverträglichkeiten im Zusammenhang mit Hefepilzbelastungen des Immunsystems maskiert, das heißt unentdeckt.

Darunter versteht man eine Überempfindlichkeit gegenüber sehr häufig zugeführten Nahrungsmitteln, wobei zwischen der Zufuhr des Nahrungsmittels und einer Beschwerdeauslösung kein offensichtlicher Zusammenhang mehr zu sehen ist.

Gerade diese maskierten Unverträglichkeiten gegenüber Grundnahrungsmitteln wie Weizen, Ei, Milch, Zucker, Kartoffel, aber auch gegenüber einer Vielzahl von Nahrungszusatzstoffen in den Fertig- und Halbfertigprodukten, lösen eine große Zahl von Beschwerden aus. Das Spektrum der Beschwerden ähnelt in großen Zügen dem der Hefepilzerkrankung.

Grundnahrungsmittel und Zusatzstoffe als Auslöser

Zur Aufdeckung der maskierten Nahrungsmittelallergien eignen sich die üblichen Haut- und Bluttests nicht sehr gut. Erheblich besser bewährt haben sich dazu die energetischen Testverfahren wie Kinesiologie, Elektroakupunktur oder die schon erwähnte Bioresonanztestung.

Energetische Testverfahren

Die Bioresonanz bietet außerdem eine hervorragende Möglichkeit, nach kurzer kompletter Meidung des unverträglichen Stoffes das Allergiemuster aufzuheben und damit die Unverträglichkeit rasch zu beseitigen. Neben Nahrungsunverträglichkeiten lassen sich auch Chemikalien-, Pollen- und Tierhaarallergien gut damit behandeln.

Aufhebung von Allergiemustern

Die Beseitigung von Allergien durch die Bioresonanztherapie sollte eingebunden werden in ein ganzes Bündel von Behandlungsmaßnahmen, die zum Ziel haben, die Gründe für die Allergieentstehung zu beseitigen. Dies habe in dem mehrfach erwähnten Ratgeber *„Hilfe, Allergie! Allergiebehandlung konkret"* als *Integrierte Allergiebehandlung* beschrieben.

Integrierte Allergiebehandlung

Die Aufdeckung, Meidung und Beseitigung dieser Nahrungs- und sonstigen Allergien hat im Zusammenhang mit der Pilzbehandlung insbesondere drei große Vorteile:

Ausgeprägte Entlastung der Regulationssysteme

➢ *schnellere Beschwerdefreiheit*

➢ *Entlastung auch des Darms und damit rascheres Ansprechen auf die üblichen Behandlungsschritte der Antipilz-Behandlung*

➢ *Ausgeprägte Entlastung des Immunsystems von dem Streß, dem es durch die maskierten Nahrungsunverträglichkeiten ausgesetzt ist. Dadurch wird wiederum die Behandlung der Hefepilzerkrankung wesentlich erleichtert.*

Stärkung und Entlastung von Immunsystem und Darmflora

Stoßtherapie statt Dauereinnahme

Pflanzenextrakte, die das Abwehrsystem stützen und aufbauen: Lebensbaum (Thuja) und Sonnenhut (Echinacea). Die stoßweise hochdosierte Einnahme mit dazwischengeschalteten Pausen (z.B. wöchentlicher Wechsel) halte ich für wirksamer als eine Dauereinnahme solcher Mittel in niedriger Dosierung.

Orthomolekulare Medizin

Vitamine, Mineralstoffe, Spurenelemente

Präparate der Orthomolekularen Medizin empfehle ich dagegen zur regelmäßigen Einnahme. Wichtig ist ausreichend hohe Dosierung und sinnvolle, den Bedürfnissen des Patienten immer wieder angepaßte Auswahl der zugeführten Stoffe. Die Auswahl erfolgt am besten mit Hilfe eines bioenergetischen Testverfahrens, z.B. durch Bioresonanztestung.

Obstessig

Trinken Sie regelmäßig kleine Mengen von verdünntem Obstessig, achten Sie jedoch auf mögliche Unverträglichkeitsreaktionen.

Bakterienpräparate

Eine vorbeugende Einnahme von Bakterienpräparaten wie Omniflora® zur Stabilisierung der Darmflora und damit zur Verbesserung der örtlichen Candida-Abwehr ist sehr sinnvoll. Die Häufigkeit von solchen Einnahmephasen (nach abgeschlossener Behandlung einschließlich Darmaufbau) hängt von der Stabilität des Darmsystems ab.

Vorbeugung mit Bakterienpräparaten

Lactulose

Neuerdings wird die vorbeugende Einnahme von Lactulosepräparaten durchaus als eine gute Abwehrmöglichkeit gegen Pilze diskutiert.

Lactulose

Ölziehen

Regelmäßige Mundspülungen mit kaltgepreßten Ölen fördern die Entgiftung des Körpers.

Abhärtung

➢ *regelmäßiges Saunen*
➢ *Güsse à la Kneipp und Wechselduschen*
➢ *Trockenbürstungen*
➢ *regelmäßiger Ausdauersport*

Entspannungsübungen

Sie sind bei beruflichem oder sonstigem Streß hervorragend geeignet, das Immunsystem zu entlasten und allgemein Ihre geistige und körperliche Leistungsfähigkeit zu erhalten und wieder herzustellen.

7.4. Sinnvolle Behandlung leichter Erkrankungen

Hausmittel bei Fieber

Die leichtfertige Gabe von Antibiotika schon bei geringfügigen Erkrankungen ist einer der Gründe für die Ausbreitung der Hefepilzerkrankungen. Fieber kann man auch mit Wadenwickeln, Brustwickeln, in leichten Fällen auch mit Tees (Lindenblüten, Holunderblüten) senken. Bei hohem Fieber kommen Azetylsalizylsäure oder Paracetamol in Frage.

Bettruhe sowie die Gabe von pflanzlichen Immunsystemstärkern und Vitamin C führen in vielen Fällen bei rechtzeitiger Anwendung zum raschen Ausheilen eines Infektes. Nebenbei bewirkt ein so ausgeheilter Infekt eine Kräftigung des Abwehrsystems.

Arztbesuch nicht zu spät!

Bei hohem Fieber, das länger als zwei Tage anhält oder auf die genannten Maßnahmen kaum anspricht, sollten Sie immer einen Arzt aufsuchen, um keine schwerwiegende Erkrankung zu übersehen.

Schadensbegrenzung nach Antibiotikum

Sollten Sie ein Antibiotikum benötigen, dann bestehen Sie bitte darauf, daß zumindest nach Ende der Medikamenteneinnahme und nach entsprechender Stuhluntersuchung eine Aufbaubehandlung der Darmflora vorgenommen wird.

7.5. Gebrauch mentaler Kräfte

In den letzten zwei Jahrzehnten sind viele Abhandlungen, Buch- und Presseveröffentlichungen zum Thema mentaler Gedankenmuster und Kräfte erschienen. Hierdurch zeigt sich deutlich, daß Naturwissenschaften, Psychologie und Esoterik zusammenwachsen bzw. Überschneidungen erkennen lassen.

Es wird offenbar, daß der Mensch nicht nur aus Fleisch und Blut besteht, sondern Körper, Geist und Seele eine Einheit bilden. Nur ein ausgeglichenes Zusammenwirken dieser drei menschlichen Komponenten - unter Berücksichtigung aller äußeren Einflüsse - eröffnet uns die Chance auf optimale Gesundheit.

Körper
Geist
Seele

Dies zu berücksichtigen ist Ziel der Ganzheitsmedizin mit ihren krankheitsermittelnden, behandelnden und vorbeugenden Aspekten.

Besonders interessant ist hier die Ausleuchtung unserer geistigen Bewußtheit bzw. der Macht unserer Gedanken. Im Sinne der Glaubwürdigkeit wird hier zum besseren Verständnis ein positives Beispiel der Autosuggestion gegeben. Neben unzähligen psychologischen Tests gibt es eine authentische Geschichte, die Sie vielleicht schon einmal gehört haben:

Die Macht
unserer
Gedanken

Ein sonst erfolgreicher Geschäftsmann geriet eines Tages in eine schwere Krisensituation. Nichts klappte mehr wie es früher einmal war. Geschäftsabschlüsse kamen nicht zustande, Kunden sprangen ab, Schulden überhäuften ihn, seine Ehe geriet ins Wanken. Das führte verständlicherweise zu Unzufriedenheit

*und depressiven Neigungen sowie zu schweren orga-
nischen Schäden. Häufig reagieren die Menschen in
solchen Situationen mit Resignation und gelegentlich
mit Selbstmitleid. Mit der Methode des „positiven
Denkens", also der positiven Selbstbeeinflussung, ist
der Mensch in der Lage, Berge zu versetzen. Voraussetzung ist, er glaubt an sich selbst. In unserer Geschichte führte das dazu, daß der Geschäftsmann seine
Lebenseinstellung änderte und seelische Wertmaßstäbe
den materiellen vorzog, was ihm sehr schnell zu innerer Zufriedenheit verhalf. Seine Gesundung und sein
Leben lagen ihm mehr am Herzen als der wirtschaft-
liche und gesellschaftliche Erfolg. Das nahm den
Druck von ihm, und alle Dinge pendelten sich wie
von selbst wieder ein.*

**Positives
Denken**

**Erstaunte
Ärzte**

Es gibt genügend solcher Beispiele, auch aus der
Medizin, in denen zum Beispiel krebskranke Patienten
mit einer Lebenserwartung von wenigen Monaten noch
viele Jahre überlebt haben. Zum Erstaunen mancher
Ärzte haben sie dieses Ziel erreicht, weil sie leben woll-
ten und sich mit ihren Gedanken positiv beeinflussen
konnten.

Das heißt nichts anderes, als daß wir unser ganzes
Leben und unseren Heilungsprozeß selbst in die Hand
nehmen können, aber auch sollen.

*Die Devise heißt:
Denken Sie sich gesund!*

Wenn wir entspannt und weltoffen darüber nach-denken, ist dieser Ansatz der Selbstheilung und Selbst-beeinflussung gar nicht so abwegig. Fremde Kulturen nutzen diese Lebensanschauung und Lebensweisheit schon seit Jahrtausenden, wie zum Beispiel indianische Völker und Asiaten. Die Verbundenheit zur Erde, zum Universum und zum eigenen „Ich" über Meditation und Bewußtheit ist für sie etwas völlig Normales. Inter-essanterweise hat in unserer westlichen Welt im Verlauf der letzten Jahre das Bedürfnis nach Selbsterkenntnis und seelischer Verwirklichung deutlich zugenommen (Tendenz steigend!).

Bei vielen Völkern selbst-verständlich

Bedürfnis nach seelischer Verwirklichung

Was bedeutet das für den am Candida-Hefepilz er-krankten Menschen? Von der Symbolik her siedeln sich Pilze dort an, wo etwas abgestorben oder abgeschwächt ist. Das trifft mit an Sicherheit grenzender Wahrschein-lichkeit auch auf uns zu. Die Esoterik sagt, daß die Menschen, die von Hefepilzen befallen werden, neben den körperlichen Ursachen, als auslösende seelische Faktoren „die Leugnung ihrer eigenen Bedürfnisse" und „viele Enttäuschungen" erlebt haben.

Seelische Auslöser

Diese Symbolik hat, wenn wir ganz ehrlich sind, etwas mit „abgestorbenem Leben" zu tun. Wenn wir das jedoch positiv umkehren, heißt das, daß wir uns ver-mehrt für unsere Lebensqualität einsetzen sollten, für all das, was uns Freude bereitet und was unser Leben reich an positiven Eindrücken und Gefühlen macht.

Ich möchte Sie dazu ermutigen, vermehrt darüber nachzudenken, was Sie glücklich macht, unabhängig von materiellen Umständen. Vielleicht ist es der Wunsch, einem Hobby oder einem Beruf nachzugehen, woran Sie sich bislang nicht herangetraut haben. Viel-leicht ist es aber auch etwas viel Kleineres: regelmäßige

Was macht Sie glücklich?

Kulturerlebnisse, Spaziergänge, Treffen mit Freunden oder das Ausleben künstlerischer Neigungen, intensives Hören von Musik oder auch nur das Genießen des Alltäglichen.

Hören Sie auf Ihr Herz!

Egal, wonach Ihr Herz verlangt. Das Wichtigste ist, Sie hören öfters darauf und beginnen, es umzusetzen.

8. Nachwort

Über den goldenen Mittelweg

Ich hoffe, Sie konnten sich anhand der vorangehenden Informationen Ihr eigenes Bild über Hefepilzerkrankungen im menschlichen Körper machen. Dieses Buch sollte ein ausgeglichenes Mittelmaß zwischen zwei extremen Polen sein: der das Thema verharmlosenden Fachpresse einerseits und der teilweise dramatisierenden Publikumspresse andererseits.

Irgendwo dazwischen liegt vermutlich die Wahrheit, die ich gewillt war zu finden und versucht habe, Ihnen in Form von Wissen und praktischen Hilfen näherzubringen. Wichtig war mir auch, daß Sie in die Lage versetzt werden, Entscheidungen zu treffen, was Sie selbst in bezug auf Behandlung und Vorbeugung für sich tun können.

Wenn Ihnen der Inhalt dieses Buches auf Ihrem Weg, eine Pilzinfektion zu besiegen, Orientierung geben kann, habe ich einen wesentlichen Teil meiner Zielsetzung erreicht. In diesem Sinne wünsche ich Ihnen, daß Sie vielerlei tun werden, Ihr Leben noch mehr zu genießen.

Dr. med. Siegfried Dörfler

9. Glossar

Erklärung im Text vorkommender Fachausdrücke und Fremdworte:

Abstrich: Entnahme einer kleinen Probe von Haut oder Schleimhaut zur Untersuchung auf Bakterien, Viren oder Pilze, z.b. mit Hilfe eines Wattestäbchens. Im Labor wird das Material daraufhin untersucht, welche Keime vorliegen und auf welche Medikamente sie empfindlich sind.

Allergen: Allergieauslösender Stoff

Allergie: Abnorme Reaktion des Abwehrsystems auf den Kontakt mit einem Allergen, z.B. Pollen, Tierhaare, Nahrungsmittel. Die Anzeichen einer solchen Überreaktion reichen von Nasenlaufen über Atemnot, Hautausschlag, Bauchschmerzen bis hin zu Migräneanfällen und vielem mehr.

Amalgam: Gemisch giftiger Schwermetalle (ca. 50% Quecksilber sowie unterschiedliche Anteile Zinn, Silber, Kupfer u.a.). Die Giftigkeit des Amalgams und die dadurch möglichen Gesundheitsschädigungen werden von den Befürwortern und den Gegnern sehr unterschiedlich beurteilt.

Antibiotika: Medikamente zur Abtötung von Bakterien. Bei schweren Erkrankungen oft lebensrettend und daher unverzichtbar. Das erste entdeckte Antibiotikum war das "Penizillin", das aus dem Schimmelpilz "Penicillium notatum" gewonnen wurde. Es handelt sich im Grunde also um ein Pilzgift, das gegen Bakterien wirksam ist. Antibiotika werden heute in der Regel künstlich hergestellt. Leider werden sie oft leichtfertig und unnötigerweise verordnet und schädigen dabei die Darmflora. Weiter werden sie breit bei der Tiermast und bei der Legehennenhaltung eingesetzt, was zu entsprechenden Rückständen in Fleisch und Eiern führt.

Antikörper: Eiweißstoffe im Blut oder in den verschiedenen Geweben zur Erkennung und Abwehr körperfremder Stoffe, wie z.B. Pollen, Tierhaare, Bakterien, Pilze, Viren. Die Antikörper passen zum "Antigen" des Eindringlings wie der Schlüssel zum Schloß. Diese strenge Paßgenauigkeit erlaubt nicht nur eine rasche und sehr gezielte Abwehr, sondern hilft auch bei der Untersuchung des Blutes daraufhin, ob bestimmte Erreger wie z.B. die Hefepilze das Abwehrsystem schon in Mitleidenschaft gezogen haben.

Antimykotisch: pilzhemmendes oder pilzabtötendes Medikament

Asthma: Einengung der Bronchien (Röhren, durch die Luft in die Lungen gelangt).

Bakterien: Nur unter dem Mikroskop sichtbare Lebewesen. Ein Teil von ihnen ruft z.T. schwere Erkrankungen hervor (z.B. Scharlacherreger, Salmonellen). Andere dienen im Darm dem Training unseres Abwehrsystems (z.b. die Lactobazillen und verschiedene Coli-Arten).

Biochemie: Lehre von den chemischen Vorgängen in Lebewesen.

Candida-Proteinase: ⇨ Pathogenitätsfaktor

Candida-Titer: Im Blut meßbare Abwehrstoffe des Immunsystems gegen Hefepilze (Candida) ⇨ **Hefepilz-Titer**

Chemotherapie: Krebsbehandlung mit Medikamenten, welche die Zellteilung hemmen, aber auch bestimmte Anteile des Abwehrsystems lähmen.

Chronisch nennt man ein langdauerndes Krankheitsgeschehen.

Darmdysbiose: Ungleichgewicht der verschiedenen Darmbakterien untereinander

Darmflora: Ca. 500 verschiedene Bakterien, die man in verschiedenen Gattungen zusammenfaßt, leben in unserem Darm. Ihr zahlenmäßig ausgeglichenes Verhältnis untereinander ist sehr wichtig für das gute Funktionieren unseres Abwehrsystems, da ca. 80% unserer Abwehrzellen im Bereich unserer Darmschleimhäute und den dazu gehörenden Teilen des Immunsystems gebildet werden.

Deklarationspflicht: Verpflichtung des Herstellers, auf der Verpackung die Bestandteile sowie die verwendeten Zusatz- und Hilfsstoffe anzugeben. Allerdings müssen viele dieser Chemikalien erst ab einer bestimmten Menge angegeben werden.

Denaturierung: Veränderung eines Lebensmittels hin zu einem Nahrungsmittel mit nur noch geringen oder gänzlich fehlenden Eigenschaften, die ein naturbelassenes Produkt auszeichnen.

Desinfizieren: Keimfrei machen, z.B. Bakterien oder Pilze abtöten.

Diabetes mellitus: Die Zuckerkrankheit ist gekennzeichnet durch einen erhöhten Wert des Blutzuckers und dadurch auch vermehrten Zuckergehalt in den meisten Geweben. Daher sind Diabetiker besonders anfällig für Hefepilzinfektionen.

Diagnose: Bezeichnung eines Krankheitsbildes.

Ekzem: Erkrankung der Haut mit Verhornung, Rötung, Verdickung und Juckreiz.

Elektrosmog: Von elektrischen Geräten, Sendemasten, Mikrowellen, Handies, Stromleitungen etc. ausgehende Strahlung, der eine starke gesundheitsschädigende Wirkung nachgesagt wird. Von "offizieller" Seite (Politik, Hersteller von Geräten, Betreiber von Funknetzen etc.) wird diese Gefährdung allerdings geleugnet, obwohl sich die Hinweise auf schwere Erkrankungen in diesem Zusammenhang mehren.

Ernährungsphysiologie: Ernährungswissenschaft

Gärung: Durch die alkoholische Gärung der Hefen entsteht aus Zucker Alkohol und Kohlendioxydgas.

Hefepilztiter: Meßwert der Antikörper (siehe dort), die speziell gegen Hefepilze gerichtet sind.

Immunglobuline: Oberbegriff der Antikörper.

Immunsuppressiva: Medikamente zur Unterdrückung des gesamten Abwehrsystems bzw. Teilen davon. U.a. werden sie eingesetzt bei der Behandlung von chronischer Polyarthritis.

Immunsystem: System unseres Körpers zur Abwehr von körperfremden Stoffen und Lebewesen (z.B. Bakterien und Pilze). Besteht aus der Gruppe der Antikörper oder Immunglobuline sowie aus den weißen Blutkörperchen, die sich in verschiedener Weise spezialisiert haben (Freßzellen, Helferzellen, Bremserzellen, Killerzellen).

Keimzahl: Wird angeben in KBE/g Stuhl (= Koloniebildende Einheiten pro Gramm Stuhl). Diese vermeintlich genaue Mengenangabe unterliegt jedoch vielen unkontrollierbaren Einflüssen (Dauer und Temperatur beim Transport u.a.). Die Keimzahl sollte nicht allein als Beurteilungsmaßstab für die Schwere einer Hefepilzerkrankung herangezogen werden.

Kohlenhydrate: Sammelbegriff für Einfach- und Mehrfachzucker sowie Stärke (siehe dort). Neben Eiweiß und Fett sind sie die wichtigsten Energielieferanten für unseren Körper. Auch die Zellulose und die Pektine der Quell- und Ballaststoffe gehören zu den (allerdings für uns nicht verwertbaren) Kohlenhydraten.

Lymphbahnen: Oberbegriff für alle die Lymphe ableitende Gewebsspalten und Röhren einschließlich der Lymphknoten als "Filterstationen".

Lymphe: Ins Zwischenzellgewebe gelangte Flüssigkeit, die der Zell- und Gewebsernährung, aber auch dem Abtransport von Stoffwechselschlacken und -giften über die Lymphbahnen dient. Über ein spezielles Sammelgefäß wird die Lymphe wieder der Blutbahn zugeführt.

Mikropilze: Hefe- und Schimmelpilze sowie Dermatophyten und Trichophyten im Gegensatz zu den Speisepilzen.

Mykotoxine: Von Pilzen abgegebene Gifte, die ihnen u.a. dazu dienen, sich die Nahrungs- und Standortkonkurrenten "vom Leib zu halten".Beispiele sind: Alkohol bei den Hefepilzen, Penizillin bei Penicillium-Schimmelpilzarten sowie Aflatoxine bei anderen Schimmelpilzen.

Nahrungskonkurrent: Die Bakterien im Darm stellen für die Hefepilze Nahrungskonkurrenten und auch Standortkonkurrenten dar, weil sie ihnen die Nährstoffe und den Platz zum Leben streitig machen.

Neurodermitis: Hauterkrankung, bevorzugt in den Gelenkbeugen auftretend, mit ererbter Störung des Hautorgans (erhöhte Reizbarkeit) sowie des Abwehrsystems (erheblich vermehrte Allergiebereitschaft).

Neurotoxisch: Auf das Gehirn bzw. die Nervenbahnen giftig wirkend.

Paradoxe Reaktion: Reaktion des Körpers auf eine Behandlung, die nicht in dem zu erwartenden Rahmen liegt.

Pathogenitätsfaktoren: Stoffe an der Oberfläche der Pilze, anhand derer sich erkennen läßt, ob der gefundene Hefepilz für den Menschen krankmachend ist, oder ob es sich nur um einen harmlosen Schmarotzer handelt, der nicht unbedingt behandelt werden muß. Es handelt sich um Enzyme (siehe dort), die den Hefepilzen das Anhaften an den Schleimhautzellen erleichtern.

Penizillin: siehe Antibiotika.

Pestizide: Pflanzenschutzmittel, die Schädlinge abtöten. Im Gegensatz dazu: Herbizide, die Unkräuter vernichten sollen.

Prostata: Vorsteherdrüse des Mannes

Psychohygiene: Alle Maßnahmen zur Gesunderhaltung im Bereich des psychischen Gleichgewichts.

Regulationsstarre: Unmöglichkeit des energetischen Systems, auf einen Reiz ausreichend zu reagieren.

Roemheld-Syndrom: Nach dem Arzt Dr. Roemheld benanntes Krankheitsbild: Brustschmerzen, hervorgerufen durch übermäßige Ausdehnung des Dickdarmes bei vermehrter Gasbildung.

Sporen: Nur bei starker Vergrößerung sichtbare Fortpflanzungsprodukte der Schimmelpilze. Entsprechen den Pollen der Blütenpflanzen und Bäume.

Spurenelemente: Mineralstoffe, die der Körper für bestimmte Aufgaben benötigt, die jedoch nur in sehr kleiner Menge im Körper vorkommen.

Stärke: Vorwiegend in Pflanzen vorkommender Kohlenhydratspeicherstoff, der im menschlichen und tierischen Organismus zu verschiedenen Zuckerarten abgebaut wird.

Therapie: Behandlung

Toxin: Giftstoff

Vagina: Scheide der Frau

Vitamine: Stoffe unterschiedlicher Art, die der Körper nicht selbst bilden kann, jedoch dringend für wichtige Vorgänge benötigt.

Zellen: Bausteine unseres Körpers.

Zytostatika: Medikamente zur Krebsbehandlung.

10. Adressen

Allergieverein in Europa (AVE)
Selbsthilfegruppe Candida,
Marienstraße 57, 99817 Eisenach, Tel.: 03691/893887

Deutsche Candida Selbsthilfe (DCS)
Am Bühl 25, 95367 Trebgast

Arbeitsgemeinschaft allergiekrankes Kind
Hauptstraße 29, 35745 Herborn

Deutsche Stiftung für Psoriasis- und Neurodermitis-Forschung
Fontanestraße 14, 53173 Bonn - Bad Godesberg

Deutscher Neurodermitikerbund
Mozartstraße 11, 22083 Hamburg

Bundesverband Neurodermitiskranker Deutschland
Postfach 1165, 56135 Boppard

Amalgam
Internationale Gesellschaft für ganzheitliche Zahnmedizin
Durchlacherstraße 81, 68219 Mannheim

Arbeitskreis Naturheilverfahren und Homöopathie
Uferstraße 4, 35037 Marburg

Entgiftungsmedikamente für Phönix-Entgiftungstherapie
rezeptfrei in allen Apotheken

Bioresonanztherapie
Regumed GmbH Deutschland bzw. Institut für Regulative Medizin
Lochhamer Schlag 5, 82166 Gräfelfing, Tel 089/8546101

Paraffinfreie Kosmetik
Dermatologisches Privatinstitut Martin Keymer,
Bahnhofstr. 6, 24326 Ascheberg, Tel. 04526/307920

Präparate zur Orthomolekularen Nahrungsergänzung
Fa. N.M.I. Kontaktbüro Wiesbaden
Postfach 4424, D-65034 Wiesbaden
Tel. 0611 - 184490 , Fax: 0611 - 1844914

Trinkwasseraufbereitungsanlagen
Clear Water Equipment GmbH
24326 Landsitz Sophienlust, Tel. 04522/2294; Fax 3188

Deutschsprachige Mykologische Gesellschaft
c/o Klinik und Poliklinik für Hautkrankheiten
Westfälische Wilhelms-Universität
Herr Professor Siegfried Nolting
Von-Esmarch-Straße 56, 48149 Münster,
Tel.: 0251/836536 Fachberatung nur für Ärzte!

Gute Stuhl- und Abstrichdiagnostik sowie die notwendigen Blutuntersuchungen
bietet folgendes Labor

Laboratorien Mittererstraße 3, 80336 München
Tel.: 089/514170, Fax 089 / 54308139

Gute Stuhl- und Abstrichdiagnostik bieten außerdem folgende Labors
(ohne Anspruch auf Vollständigkeit):

Labor Dr. Hauss
Postfach 1207, 24332 Eckernförde, Tel.: 04351/3411

Labor L+S AG
Mangelsfeld 4, 97708 Bad Bocklet, Tel: 09708/91000

Institut für Mikroökologie
Kornmarkt 34, 35745 Herborn, Tel.: 02772/41033

11. Literaturhinweise

Dörfler, S.: Hilfe, Allergie! - Allergiebehandlung konkret. Sanitas Ratgeberverlag, Wasserburg am Inn

Dörfler, S., Dörfler, M.: Ratgeber der gesunden Ernährung - Theorie und Rezepte nicht nur für Hefepilzpatienten. Sanitas Ratgeberverlag, Wasserburg am Inn

Dörfler, S.: Neue Lebenskraft durch Bioresonanz - Diagnose, Therapie, Lebensweise. Sanitas Ratgeberverlag, Wasserburg am Inn

Bässler K.H. u.a.: Vitaminlexikon für Ärzte, Apotheker und Ernährungswissenschaftler. Gustav Fischer Verlag

Beckmann, G. u.a.: Experimentelle Untersuchungen zur antimykotischen Wirksamkeit eines Myrrhe, Kamillenextrakt und Kaffeekohle enthaltenden Arzneimittels. Erfahrungsheilkunde 11/1996

Bonnet, E.: Kinderheilkunde als besondere Domäne der Mikrobiologischen Therapie. Ärztezeitschrift für Naturheilverfahren 36:1995.19-24

Das große Lebensmittellexikon. Umschau Verlag

Der kleine Souci-Fachmann-Kraut. Lebensmitteltabellen für die Praxis. Wissenschaftliche Verlagsgesellschaft, Stuttgart

Detlefsen, Th., Dahlke, R.: Krankheit als Weg - Deutung und Be-Deutung der Krankheitsbilder. C. Bertelsmann Verlag

Deutsche Gesellschaft für Ernährung e.V.: Empfehlungen für Nährstoffzufuhr 1986

Deutsche Gesellschaft für Ernährung e.V.: Ernährungsbericht 1984

Deutsches Grünes Kreuz: Ernährungsreport. Laufend aktualisierte Ergänzungslieferungen. Marburg, 1996

Drouve, U., Schöni, M.H.: Die Ernährung des allergischen Kindes. Wissenschaftliche Verlagsgesellschaft Stuttgart

Ehrhardt-Schmelzer, S., Dumrese, J.: Epidemiologie der Candida-Endomykosen, Erfahrungsheilkunde 4/1995, 277-282

Elmadfa, Prof. Dr. I.: Die große GU-Nährwert-Tabelle. Gräfe und Unzer Verlag

Fegeler, W.: Möglichkeiten einer differenzierten Candida-Serologie. Pilzdialog 4/1992, 61-62

Finck, H.: Freundliche Bakterien - die lebenden Pillen. Ehrenwirth-Verlag

Flade, Dr. S.: Allergien natürlich behandeln. Gräfe und Unzer

Flade, Dr. S.: Neurodermitis natürlich behandeln. Gräfe und Unzer Verlag

Grün, Dr. H.: CD's und Kassetten mit "geführten Entspannungsübungen"

GU Nährwert Tabelle, Gräfe und Unzer Verlag

Günster, K. H.: Gesunde Ernährung aus dem Supermarkt? HAG Verlag

Hahnes, E.: E = eßbar? Goldmann Verlag

Hatzen, K.C.: New and Emerging Yeast Pathogens. Clinical microbiological Reviews, Oct. 1995, S. 462-478

Heizmann, W.R.: Die intestinale Candidiasis. Eine kritische Stellungnahme zu Bewertungen in der Medizin. Z.Allg.Med. 1997; 73; 886-890

Jones, J. M.: Laboratory diagnosis of invasive candidiasis. Clinical Microbiology Review, Jan. 1990, S. 32-35

Ketz, H.-A.: Grundriß der Ernährungslehre. Steinkopff Verlag

Keymer, M., Schmedtmann, N.O., Will, R.D.: Bioenergietherapie. W. Jopp Verlag

Kolb, H.: Mikrobiologische Therapie in: Lehrbuch der Naturheilverfahren, Bd. 1, Hrsg. K.-C. Schimmel, Hippokrates Verlag

Kopffleisch, R.: Es ist angerichtet. Rasch und Röhrig Verlag

Kuklinski, B., van Lunteren, I.: Neue Chancen zur natürlichen Vorbeugung und Behandlung von umweltbedingten Krankheiten. Zellschutz durch Antioxidantien. LebensBaum Verlauf GmbH, Bielefeld

Linden, Dr. V. zur: Immunsystem natürlich stärken. Gräfe und Unzer Verlag

Mackowiak, P.A.: The normal microbial flora. N. Engl. J. Med. 307:1982:83-93

Maes, W.: Streß durch Strom und Strahlung. Schriftenreihe des Instituts für Baubiologie und Ökologie Neubeuern. Tel. Bestellung: 08035/2039

Markus, Dr. H. H.: Chronische Müdigkeit natürlich behandeln. GU-Ratgeber Naturmedizin

Menzel, I.: Hauterkrankungen und Störungen der Darmökologie. Notabene medici, 1991,8: 332 - 336

Milatovic, D., Braveny, I., Bodey, G.: Candida-Infektionen: Neue Aspekte der Pathogenese, Therapie und Prophylaxe

Müller, Else: Traumreisen. Kassetten, CD's und Vorlesebücher. Für Kinder geeignetes Autogenes Training zur Entspannung

Murphy, Dr. J.: Die Gesetze des Denkens und Glaubens. Goldmann Verlag

Odds, F.C.: Candida and Candidosis. Balliere Tindall Verlag 1988

Peters, U., Schütz, B.: Moderne Pilzdiagnostik als Parameter ganzheitlicher Therapie. Ärztezeitschrift für Naturheilverfahren 36:1995.9-16

Pfeifer, Dr. A.: Magen-Darm-Beschwerden natürlich behandeln. Gräfe und Unzer Verlag

Philippeit, U., Schwartau, S.: Zuviel Chemie im Kochtopf? rororo Sachbuch

REVOS Mitteilungen zur Umkehrosmose.

Drygalski-Allee 33, 81477 München

Rieth, Prof. Dr. Dr. H.: Mykosen; Antipilz-Diät. Notamed Verlag

Rose, W.-D.: Elektrosmog - Elektrostreß, Strahlung in unserem Alltag. Verlag Kiepenheuer & Witsch, Köln

Rüchel. R.: Diagnostik der Candida-Mykosen. Internist (1995)

Rusch, R.: Mikrobiologische Therapie: Ein wissenschaftlich begründetes Konzept zur Immunmodulation. Erfahrungsheilkunde 43:1994:472-482

Schaub, St.: Schluß mit Lampenfieber. Ruhe in Streßsituationen. Ein Trainingsprogramm. Buch mit Übungs-CD. ConBrio Verlagsgesellschaft, Regensburg

Schumacher, P.: Biophysikalische Therapie der Allergien. Sonntag Verlag Stuttgart

Sonnenschein, B., Müller, E.: Mikrobielle Immunmodulatoren. Immunologische und therapeutische Aspekte. Rheuma 8 (1988)

Stein, A.: CD's und Kassetten mit "geführten Entspannungsübungen"

Stellmann, Dr. H. M.: Kinderkrankheiten natürlich behandeln. Gräfe und Unzer Verlag

Thiele, G., Hrsg.: Handlexikon der Medizin. Urban & Schwarzenberg Verlag

Vollmer, G. u.a.: Lebensmittelführer, 2 Bde. Thieme Verlag

Wedding, U. u.a.: Candida-Besiedelung und Befall des Gastrointestinaltrakts. Dt. Ärztebl. 1995; 92:A-3470-3478 (Heft 49)

Will, R.: Bioresonanz-Therapie. W. Jopp Verlag

12. Stichwortverzeichnis

A

Abführmittel 29
Acesulfam 106
Ahornsirup 106
AIDS-Erkrankung 33
Akne..56
Alkohol 20, 52
Allergiebereitschaft.................21, 37
Aloe...85
Amaranth.....................................128
Amphotericin B..............................93
Ansteckung....................................23
Antacida 29
Antibiotika 28
Antikörper 37, 62
Aspartam 106

B

Babypflege 142
Backhefe.......................................107
Ballaststoffe.................................103
Behandlungsdauer.................87, 107
Bioresonanz....................68, 74,145
Biotonne..22
Blasenentzündung 49
B-Lymphozyten.......................38, 41
Bremserzellen................................36
Brot 119
Buchweizen..................................127

C

Cadmium.......................................32
Candida albicans 17
Candida glabrata.....................17, 22
Candida krusei...............................17
Candida tropicalis..........................17
Candida-Killing-Test.....................63
Candidaproteinase 61
Chemikalienüberempfindlichkeit ..57
chronisch-atrophische Candidose..51
Colitis ulcerosa.............................33
Colon-Hydro-Therapie 76
Cyclamat 106

D

Darmflora................. 16, 29, 96, 147
Dermatophyten..............................19
Diabetes mellitus...........................32
Diabetikerprodukte.....................115
Dinkel..126
Dioxine...32
Dosierungsschema Nystatin 113

E

Edelschimmelpilze 13
Eier..134
Eisenbahnmodell...........................70
Elektroakupunktur.........................68
Elektrosmog 32

Entgiftung	76, 77	Haushaltszucker		115

Entgiftung............................76, 77
Entspannungsübungen.................148
Erbsen 131
Erdstrahlen 33
essentielle Fettsäuren..................134

F

Familien-Untersuchung.................66
Fehlernährung 34
Fisch...133
Fleisch......................................132
Fluconazol...................................94
Flüssigkeitszufuhr 78
Formaldehyd 32
Freßzellen...................................36
Fruchtzucker......................105, 115

G

Gärung.......................................75
Gelenke 54
Gemüse..............................104, 130
Geotrichum candidum...................17
Gerste 127
Getränke....................................136
Glucose......................................115
Glucosesirup...............................117
Grundregeln der
    Ernährungsumstellung............100
Grünkern 126

H

Haarausfall 56
Haarpflege..................................141
Hafer 126

Haushaltszucker 115
Haustiere 23
Heilfasten 84
Heißhungerattacken......................53
Helferzellen.....................36, 40, 64
Hirse...127
Histamin......................................39
Honig 106
Hormone 31
Hülsenfrüchte..............................130
Hygiene...............................35, 48

I

Immunglobuline 38
Immunmodulation.........................97
Immunsystem 36
Interleukin 4 ....41, 64
Itraconazol...................................94

K

Kaffee..136
Kamut..126
Kandiszucker...............................115
Kartoffel.....................................131
Käse...135
Keimzahl 59
Ketoconazol 94
Kinesiologie 68
Kohlenhydrate...................102, 115
Kommensale.................................14
Konservierungsmittel 30
Kontrolltestung............................108
Kontrolluntersuchungen...............98
Kopfschuppen 19

Körperpflege 138
Kortison...31
Kristallzucker 115
Kühlschrank 22

L

Lactulose 86, 98, 147
leaky gut...65
Leberschädigung 52
Leukozyten.....................................38

M

Maltodextrin................................117
Malzzucker..........................106, 116
Mangelernährung 34
Mannit...106
Medikamente..................................33
Milch..135
Milchprodukte................................18
Milchzucker 98, 116
Mineralstoffe..................................82
molekulares Mimikry....................27
Morbus Crohn 33
Mundbehandlung...........................91
Mundsoor 51
Müsli...124
Mykotoxin.......................................52
Mykotoxine.....................................20

N

Nahrungsunverträglichkeiten 38, 144
Natamycin 93
Nystatin 88, 89

O

Obst......................................104, 136
Obstessig 107
Öle..133
Ölziehen 147
Omniflora®...........................97, 147
orthomolekulare Medizin
..................................81, 113, 146
Östrogen...31

P

Parasit...14
Pathogenitätsfaktoren.............26, 59
Perlèche..51
Phönix Entgiftungs-therapie..........80
Pilzgifte 20
Pilzsystematik 17
Pilztiter..63
Probiotika.............................97, 147
Propolis 85
Prostata....................................50, 66
Proteinasen......................................26
Puderzucker...................................115

Q

Quecksilber 32
Quellwasser.....................................79
Quinoa...128

R

Risikofaktoren........................24, 27
Roemheld-Symdrom 46
Roggen 126

S

Sacharin 106
Sacharose 115
Sauerkraut 131
Scheide 48
Schimmelpilze 18
Schnuller 52, 92
Schuppen 51
Schwermetalle 30, 32
Slipeinlagen 139
Sorbit 106
Sprossen 131
Stabilisierungsbehandlung 114
Stärke 117
Stillen 141
Streß 35
Stufenplan 110
Stuhlkontrolle 98
Stuhlproben 58
Sucht 34
Sugar blues 54
Süßstoffe 106
Symbiose-Lenkung 89

T

Tampons 138
Tee 136
Teebaumöl 85
Tiermast 30
T-Lymphozyten 40
Traubenzucker 115

U

Übergewicht 53
Umkehrosmose 79
Umweltbelastungen 30
Unterzucker 53
Urinuntersuchungen 65
Ursüße 106

V

Vagiflor® 139
Verdauungsbeschwerden 46
Vitamine 82
Vollkorn 124

W

Waage 25
Wäschepflege 142
Weizen 126
Wiederansteckung 67
Wirt 14

X

Xylit 106

Z

Zahnpflege 91, 140
Zahnprothese, -spangen 92, 140
Zigarettenrauch 30
Zucker 27, 30, 102
Zuckerkrankheit 32

sanitas ratgeberverlag

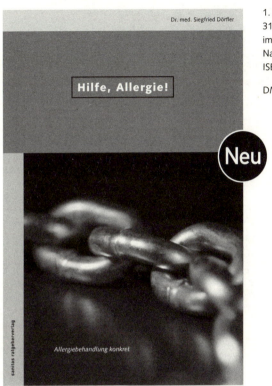

Dr. med. Siegfried Dörfler

Hilfe, Allergie!

Allergiebehandlung konkret

Neu

1. Auflage 1998
313 Seiten, 33 Tabellen + Abbildungen im Text, ausführliches Tabellarium für Nahrungsallergiker
ISBN 3-9804994-5-6

DM 29,80 / öS 210,00 / SFR 24,80

Die Häufigkeit von allergischen Erkrankungen nimmt rasch zu. Die offizielle Medizin nimmt dies zur Kenntnis, kapituliert jedoch insofern, als sie sich fast ausschließlich mit der Symptombeseitigung beschäftigt und kaum nach den Hintergründen der Allergieentstehung beim Patienten forscht.

Einerseits werden wichtige Ursachen wie die Hefepilzinfektion des Darms nicht ernst genommen, andererseits sind die diagnostischen Instrumente kaum geeignet, Belastungen durch Giftstoffe, Elektrosmog o.ä. aufzudecken. Die Behandlungsansätze sind in der Regel symptomunterdrückend bzw. beschränken sich bestenfalls darauf, den Patienten an sein Allergen zu gewöhnen (klassische Hyposensibilisierung).

Demgegenüber versucht die Systematik der „Integrierten Allergiebehandlung" nicht nur die aufgetretenen Allergien aufzuheben, sondern nach Aufdeckung eines Großteils der tieferen Ursachen der Allergieentstehung diese auch zu beseitigen. Nur dadurch ist langfristig die Bereitschaft Allergien zu entwickeln, abzubauen.

Was sind die Grundlagen des allergischen Geschehens?

Was bringen schulmedizinische und naturheilkundliche Diagnose- und Behandlungsmethoden?

Warum reicht es nicht, eine Allergie zu beseitigen?

Tips zur Vorbeugung und Allergenmeidung.

Ausführliche Fallbeispiele mit konkreter Beschreibung des Behandlungsverlaufes.

Umfangreicher Tabellenteil für Nahrungsallergiker.

sanitas ratgeberverlag

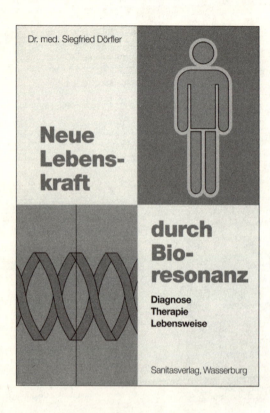

1. Auflage 1996
105 Seiten,
ISBN 3-9804994-1-3

DM 24,80 / öS 175,00 / SFR 20,90

Obwohl in Medizinerkreisen heftig umstritten, ist die Bioresonanzdiagnostik und -behandlung zu einem festen Bestandteil einer modernen Praxis mit Naturheilverfahren geworden.
Gerade die neueren Entwicklungen, die mit den Schlagworten „Therapeutisches Haus" und „Vernetzte Testtechnik" umschrieben werden, haben dem Verfahren bisher ungeahnte Möglichkeiten eröffnet. Erstmals ist es möglich, die Belastungen unseres energetischen Systems exakt zu erfassen. Die Behandlung greift tief in dieses Gefüge ein und ermöglicht es, den Patienten „rückwärts aus der Sackgasse der Krankheit" herauszuführen. Unabdingbar ist jedoch dessen Mitarbeit.

Warum werden
wir immer kränker?

Wie funktioniert
unser Energiesystem?

Wie gehen Diagnostik und
Therapie vor sich?

Welche Mitarbeit wird vom
Patienten verlangt?

Begleitende
Behandlungsmaßnahmen.

Wie kann sich der Patient auch
weiterhin gesund halten?

sanitas ratgeberverlag

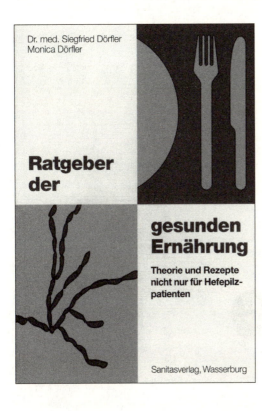

Dr. med. Siegfried Dörfler
Monica Dörfler

Ratgeber der gesunden Ernährung

Theorie und Rezepte nicht nur für Hefepilzpatienten

Sanitasverlag, Wasserburg

1. Auflage 1996
364 Seiten, 30 Tabellen,
110 Seiten Rezepte
ISBN 3-9804994-2-1

DM 29,80 / öS 210,00 / SFR 24,80

Die Hefepilzerkrankung erfordert eine grundsätzliche Nahrungsumstellung - auch über die eigentliche Behandlungszeit hinaus. Nicht nur weitgehender Verzicht auf Zucker ist notwendig, sondern eine allgemeine Verbesserung der Nährstoffversorgung mit dem Ziel, langfristig die Anfälligkeit des Abwehrsystems zu beheben.
Daraus ergibt sich eine Ernährung, die nicht nur für Hefepilzpatienten, sondern für jeden gesundheitsbewußten Menschen günstig ist.
Notwendig dazu ist jedoch umfangreiche Information des Verbrauchers, der sonst von der Nahrungsmittelindustrie zu leicht verführt werden kann.

Die Hefepilzerkrankung, Wahn oder Wirklichkeit?

Ausführlicher Grundriß der Ernährungslehre.

Ausführliche Warenkunde, Einkauf, Lagerung.

Vitamine und Mineralstoffe für ein funktionstüchtiges Immunsystem.

Schadstoffe und Nahrungsmittelzusatzstoffe.

Nahrungsmittelallergie: Chamäleon unter den Krankheitserscheinungen.

Küchenhygiene.

Jede Menge Rezepte zum Anregen der eigenen Kreativität.

sanitas ratgeberverlag

sanitas ratgeberverlag
Inh. Monica Dörfler
Entenweg 13

83512 Wasserburg am Inn

Telefon
0 80 71 / 63 11
Telefax
0 80 71 / 46 77

BESTELLUNG (bitte per Post oder Fax versenden.)

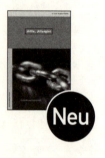
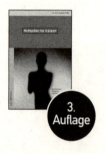
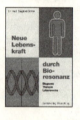
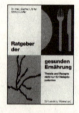

Expl.	Expl.	Expl.	Expl.
á DM 29,80	á DM 24,80	á DM 24,80	á DM 24,80

Rechnungsanschrift   **Lieferanschrift** (falls abweichend von Rechnungsanschrift)

_____   _____
Vorname / Name   Vorname / Name

_____   _____
Straße   Straße

_____   _____
PLZ / Stadt   PLZ / Stadt

Hiermit bestätige ich meine Bestellung :

_____   Die Lieferung erfolgt mit Versandkostenanteil!
Datum / Unterschrift des Bestellers